人はなぜ依存症になるのか

——自己治療としてのアディクション——

著
エドワード・J・カンツィアン
マーク・J・アルバニーズ

訳
松本俊彦

星和書店

Understanding Addiction as Self Medication
Finding Hope Behind the Pain

Written by
Edward J. Khantzian, M.D.
Mark J. Albanese, M.D.

Translated from English
by
Toshihiko Matsumoto, M.D.

English Edition Copyright © 2008 by Rowman & Littlefield Publishers, Inc.
Japanese Edition Copyright © 2013 by Seiwa Shoten Publishers, Tokyo
Japanese translation rights arranged with Rowman & Littlefield Publishers, Inc. through Japan UNI Agency, Inc. Tokyo
メリーランド州ランハムの Rowman & Littlefield Publishers は，2009 年に本書をアメリカ合衆国において出版し，その許可により翻訳書が出版された

訳者まえがき

　人はなぜ依存症になるのでしょうか？

　ある人はこういいます。「それは，アルコールや薬物などの『気分を変えてくれる物質』が，脳に強烈な快感をもたらす依存性薬物だからだ」と。しかしこれでは，多数の習慣的飲酒者のうち，アルコール依存症に罹患する人はそのうちの一部でしかない，という現実を説明できません。そもそも，人はいかなる快感にもすぐに倦んでしまう生き物です。それなのに，なぜ一部の人だけは，いつになっても倦むことなく，その物質を使いつづけているのでしょうか？

　別の人はこういいます。「何にでも依存しやすい性格の持ち主だからだ」と。しかし，薬物依存症患者のなかには，数種の薬物遍歴を経て最終的に自分にぴったりの薬物にたどりついた，という人はけっこういます。しかも興味深いことに，そのたどりついた先の薬物が必ずしもこれまで経験したなかで最も「ハードなもの」とは限らないのです。実際，「自分は覚せい剤よりも咳止め薬のほうが合う」とか，「覚せい剤よりもシンナーのほうがいい」と語る患者は，意外にめずらしくないのです。こうしたエピソードは，依存症患者は，「気分を変えてくれる物質」であれば何でも見境なく手を出すわけではない可能性を示しています。

　もう一度，最初の質問をくりかえします。人はなぜ依存症になってしまうのでしょうか？

　もしもあなたがその答えを求めているのならば，いま手にしているこの本はまちがいなく重要なヒントを与えてくれるはずです。

前置きが長くなりました。

本書は，エドワード・J・カンツィアンとマーク・J・アルバニーズの『Understanding Addiction as Self Medication: Finding Hope Behind the Pain（原題：自己治療としての依存症：痛みの向こう側にある希望）』(2008)の全訳です。ここには，カンツィアンたちの研究グループが唱え続けてきた依存症理論，「自己治療仮説（Self-medication hypothesis; SMH）」が，コンパクトかつ平易に書かれてあります。この仮説は30年以上前に提唱されたものではありますが，いまだに臨床的に重要な意義を持ちつづけている，精神医学界では稀有な理論です。

彼らの主張を大胆に要約すると，次の2点になります。1つは，依存症を抱えている人は決して手当たり次第に「気分を変える物質」に手を出しているのではなく，自身の内的必要性に基づいて選択している，ということです。もう1つは，依存症成立に必要な報酬は，物質がもたらす快感やハイな気分（「正の強化」）だけに限らず，主観的苦痛の緩和（「負の強化」）でも十分である，ということです。そしてときには，どう考えても苦痛としか思えないような自己破壊的行動さえも，それが「説明可能な苦痛」であるがゆえに，「説明困難な苦痛」から意識をそらすのに有効な場合がある，ということです。

この見解は臨床的にきわめて重要な意義を持っています。依存症治療の専門家であれば誰でも，「どんな重症な依存症患者でもアルコールや薬物をやめることは簡単だが，やめつづけることはむずかしい」ことを知っています。しかし，なぜやめつづけるのがむずかしいのでしょうか？

実は，依存症患者の多くは，何らかの困難な問題や苦痛と闘うなかで，飲酒量が増えていき，あるいは，仕事や家族，恋人，友人を顧みない薬物乱用へと耽溺していきます。おそらく依存症患者は無意識のうちに，自分たちの抱える困難や苦痛を一時的に緩和する役立つ物質を選択し，過酷な「いまこの瞬間」を生き延びてきたのでしょう。その結果，

確かに依存症には罹患こそしましたが，そのおかげで「死なずにすんだ」と考えることもできるわけです。逆にいえば，幸運にも一時的な断酒や断薬に成功しても，困難や苦痛が依然として存在しているのであれば，その状態を継続することはむずかしくなります。

　カンツィアンらが指摘するのはまさにこの点なのです。彼らは本書のなかでこう繰り返します。「私たちは，依存症患者に対して，『その薬物を使ってどんな風になったかではなく，その薬物があなたに何をもたらしてくれたのか』を尋ねる必要がある」と。この言葉は，ともすれば忘れられがちな依存症治療の真のあり方を示唆しています。そのあり方とは，すなわち，「患者の生活から単にアルコールや薬物といった『モノ』を除去し，管理することだけが依存症治療ではない。依存症治療とは，痛みを抱えた一人の人間の支援，すなわち『ヒト』の支援でなくてはならない」というものです。

　私がカンツィアンらの仕事を知ったのは，まだ私が横浜にある薬物依存症専門病院に勤務していた頃，ちょうどいまから15年ほど前のことでした。

　その夜，私は，勤務する病院で退屈な当直をしていました。暇を持てあました私は，目についた1冊の英文ジャーナルを医局の雑誌棚から取り出し，読むというよりも，冷やかしでパラパラとページをめくっていました。そんな状況で私は彼らの論文と初めて遭遇したのです。

　いま振り返ってみても，これは幸運な偶然というべきでした。なぜなら，彼らの論文には，日々の薬物依存症臨床のなかで駆け出しの私が感じていた疑問——「人はなぜ依存症になるのか？」——に対するヒントが記されてあったからです。彼らの考えは，当時，自分なりの薬物依存症臨床の考え方を整理するのに大いに役立っただけでなく，その後取り組むようになった自傷行為の研究でも，自傷行為のメカニズムを理論化する際の基礎となりました。

今回，星和書店のご厚意により，念願が叶ってカンツィアンらの仕事を訳出し，刊行にこぎ着けたことを，心よりうれしく思います。本書は，依存症治療を専門とする精神科医や臨床心理士にとって役立つだけでなく，医学や心理学の学生，あるいは，家族や友人，恋人の依存症で悩んでいる方，さらには，自らが依存症で苦しんでいる方にとっても，多くの学びと示唆を与えてくれることでしょう。

　多くの医療関係者や地域の援助者は依存症を抱える人に対して苦手意識を持っています。なかには，「依存症」と聞いただけで眉をひそめる人もいます。専門家のなかにさえ，「依存症患者＝快楽に耽溺するだらしない人，意志の弱い人」と思い込んでいる人が少なくありません。本書を一読すれば，その思い込みがまったくの誤解であったことがわかるはずです。

　本書を通じて，一人でも多くの方がその「依存症」という問題に関心を持ち，できれば支援者の輪に入っていただければと願っております。

2013年4月

訳者　松本俊彦

序文〜刊行に寄せて〜

　依存症は，今日最も目が離せない精神保健的問題のひとつである。依存症は個人だけでなく，家族や友人という，その人が持つ関係性のすべてを破壊する力を持っている。依存症をはじめとする物質使用障害［訳注：狭義のアルコールや薬物などの物質依存症だけでなく，依存症の水準には達しないが，社会的もしくは医学的弊害を呈する逸脱的な物質使用，すなわち物質乱用も包括した概念］に関しては，原因をめぐってこれまでもさまざまな仮説が提唱されてきた。その一方で，表面上は同じ依存症のように見えても，その原因は単純ではなく，多数の要因が複雑に絡み合って発症するということもわかってきた。

　誰でもよい，ある人がひとたび依存症に罹患すると，さまざまな出来事やストレスが次から次へと襲いかかってくる。そして，そのことがますます依存症からの回復を困難なものとしてしまう。比較的すんなりと回復できるのはどのような人なのか，さらには，生涯を通してこの問題がもたらす危険——おそらく重篤な病状に苦しみつづけるか，命を落とすかである——と戦いつづける運命にあるのはどのような人なのか。あたりまえであるが，いまもってそれは誰にも予測できないままである。

　物質使用障害の発症とその一連の経過を説明する理論のなかで，いま最も注目すべきもののひとつが，本書の主題である自己治療仮説である。著者のカンツィアン博士とアルバニーズ博士が本書の至るところで述べているように，依存症者が他ならぬ依存性物質に助けを求める背景には，彼らが自らの苦悩に対して自己治療を施しているという事情がある。この理論的アプローチは，依存症を抱える人と，依存症という病気

がその人の人生において果たしている役割を深く理解するうえで，きわめて有用である。というのも，自己治療仮説は，生得的な脆弱性，心理的苦悩，そしてライフイベントといったものを，発達論的視点から統合的に捉えようとするものだからである。思えば私自身，専門家になるためのトレーニングを受けている期間，ずっと自己治療仮説の概念に触れ続けてきたこともあり，臨床や研究のさまざまな場面で，「その物質はこの患者の人生のなかでどのような役割を果たしているのか」といったことを考えるようにしてきた——たとえば，心をかき乱す症状を緩和するためか，あるいはそうではなく，耐えがたい感情を減じるためなのか，といったふうに。

　児童と成人の診療をする精神科医として，そして，臨床家と研究者という両方の立場に立つ者として，私は一貫して，物質使用障害とそれに併存する精神病理学的問題の出現と寛解にはどのような要因が影響を与えているのだろうか，といったことを考えてきた。私はまた，予防教育や早期介入がそうした寄与要因に対してどのような影響を与え，最終的にどのような転帰をもたらすのか，といった問題にも関心を抱いてきた。そうした経緯から，あるとき私は，自己治療仮説と物質使用障害に関する文献を調べてみることにした。すると，自己治療仮説を支持する論文が年々増えていることを知り，大いに驚いたのであった。現在，私は，マサチューセッツ総合病院とハーバード大学医学部で，注意欠如・多動性障害（attention-deficit/hyperactive disorder: ADHD）と，児童期発症の双極性障害に関する研究をしているが，実は，この2つの障害はいずれも，抑制と感情調整に問題があり，将来における物質使用障害への罹患を予測する危険因子でもある。

　自己治療仮説が，将来の物質使用障害への罹患リスクを高めるさまざまな危険因子や脆弱性を視野に入れているのは，当然のことである。私たちはつねに，遺伝学的の問題をはじめとする生物学的要因と心理社会的要因の相互作用を考慮する必要がある。私たちの研究グループは，

ADHDのような障害を抱えていることが後年の物質使用障害を発症するリスクをどの程度高めるのか，といったことについて研究を行ってきた。その結果，明らかになったのは，ある種の環境要因との相互作用によっては罹患リスクが非常に高くなるという，あたりまえの結果であった。たとえば私たちの研究では，若年者が物質使用障害を発症することに関連する危険因子として，養育者が現在も物質使用をつづけている，もしくは，社会的階層の最底辺に属しているといった要因が同定されている。また，私たちが治療するADHD患者の多くは，依存性物質を用いることで，精神医学的問題に関連する苦悩が緩和され，確かに「自己治療」したという感覚を抱くようである。しかしなかには，依存性物質を使っても，ただ「ハイになった」という感覚しか抱かない患者も存在するのである。

　私たちはいま，依存症を引き起こし，その回復を阻む原因は生物学的／遺伝的なものなのか，心理社会的なものなのか，といった二分法的な議論を乗り越えようとしている。実は，この2つのプロセスは相互排除的なものではなく，相互に影響を与えながら人を依存症に陥れるのである。本書でカンツィアン博士とアルバニーズ博士が示してくれたように，このことを支持するエビデンスは数多く存在している。家族内に依存症の既往を持つ人がいることは，確かにその人が依存性物質を使用し，それに依存してしまうリスクを高める。さらにたとえば，セルフケアの欠如や心的外傷（トラウマ）体験が認められたのであれば，その人の依存症に対する罹患脆弱性はいっそう強まり，当初は安らぎを求めて依存性物質を用いていたはずが，最終的にはかえって自らの心理的社会的機能を悪化させる，といった事態を招く可能性が高い。また，そうした物質は脳の生物学的機能に影響を与え，依存症を深刻化させるとともに，自責感や恥辱感，抑うつ状態，不安を悪化させることによって，ますますその人を心理的にも社会的にも混沌とした状況へと追い詰めてしまうかもしれない。このプロセスを止めるには，変わることなく，そし

て，途切れることなく，生物学的および心理的な介入を行わなければならない。依存症者は，薬物に対する渇望や薬物の使用を減らすために何らかの助けを必要としている。彼らは，治療の場において依存症の再発を引き寄せる状況を同定し，それに対処する方法を身につけなくてはならない。本書のなかでも述べられている通り，依存症に対する最もよい治療法とは，多次元的な理論モデルに基づく包括的な治療である。このことはいささかも揺るがない真実である。そのような理論モデルでは，依存症の生物学的側面だけでなく，実生活におけるさまざまなニーズ，精神医学的症状，環境的なストレスといった側面も重視されなければならない。

　依存症を理解する方法にはさまざまなものがあるが，私たちは臨床家として，つねに共通の理解を得るべく努め，また，自分が担当する依存症患者の治療が成功するように努力してきたつもりである。そして，私たちの目標は，単に患者が物質を使わなくなるだけにとどまらずに，患者が自らの回復へと進んでいき，自らの健康を高めることができるような，安定した感情状態を手に入れられるようにすることにある。その点については，カンツィアン博士とアルバニーズ博士が本書のなかで，依存症の経過中に見られる，精神の複雑な関係と脆弱性との相互作用に関して鋭い洞察を行ってくれている。私は，本書の読者が臨床家であろうとなかろうと，必ずすべての読者が何ものかを得ると確信している。

ティモシー・E・ワイレンズ
マサチューセッツ総合病院
小児精神薬理学研究部門
物質乱用治療サービス部長
ハーバード大学医学部
精神科准教授

目　次

訳者まえがき ……………………………………………………………… iii
序文〜刊行によせて ……………………………………………………… vii

序　論 ……………………………………………………………………… 1

第1章　なぜいま自己治療仮説なのか？ ……………………………… 5

第2章　依存症──病気なのか，障害なのか ………………………… 13

第3章　自己治療仮説と自己調節の問題としての
　　　　依存症 …………………………………………………………… 21
　　理髪師のトニー──知らずに　22
　　愛されないキャロル　25
　　よそよそしいジェフ　27
　　不注意なカール　29

第4章　自己治療仮説に関する実証的研究
　　　　感情調節と薬物選択の関係 ……………………………………… 33
　　序　説　33
　　感情調節不全，自尊心，セルフケア，および人間関係　34

自己治療仮説：感情調節と物質使用障害　35
　　　乱用物質の特異性　37
　　　　　オピエートの使用——攻撃性と激しい怒りへの対処　38
　　　　　覚せい剤とコカイン：抑うつ状態と空虚感からの逃避　39
　　　　　鎮静剤とアルコール——抑制の解放　40
　　　自己治療仮説の神経生物学的エビデンス　41
　　　自己治療仮説を支持する他のエビデンス　43
　　　自己治療仮説に否定的な知見　43
　　　今後の研究　44

第5章　依存症理解のための背景と
　　　　モデルに関する概説 …………………………………… 47
　　　依存症の背景　48
　　　依存症理解のためのモデル　52
　　　修正精神力動モデル　55

第6章　苦痛と自己治療 ………………………………………… 59
　　　背　景　59
　　　アイデアの進化　63
　　　　なぜある種の人は物質使用障害になりやすいのか？　64
　　　　自己治療と薬物選択　65
　　　　　オピエート　66

  中枢抑制薬　68
  中枢刺激薬　71

第7章　自己治療，精神障害，および感情的苦痛　75
 大うつ病性障害と双極性障害　80
 不安障害　82
 統合失調症　83
 注意欠如・多動性障害　86
 めずらしい症例ベッツィ　88

第8章　トラウマと自己治療仮説　93
 トラウマ，苦悩，物質依存──ある症例のスケッチ　95
 PTSDの経験　98
 PTSD，自己調節，依存性薬物　99
  中枢抑制薬　99
  中枢刺激薬　100
  オピエート（麻薬系鎮痛薬）　101

第9章　依存症と果てしなく続く苦悩　105
 依存症の発症プロセス──身体依存と精神依存　106
 症例：苦悩するスージー　108
 感情，反復，薬物依存症　109

感情生活における歪曲　114
　　　反復の心理　118
　　　依存症が引き起こす苦悩の反復――その本質は何か？　119

第10章　ニコチンとマリファナにおける自己治療仮説 …… 123
　　　ニコチン依存症　124
　　　マリファナ乱用　128

第11章　嗜癖行動にも自己治療仮説は適用可能か？ ……… 131
　　　セックス依存症　133
　　　　症例ベネット　133
　　　　症例トム　135
　　　ギャンブル依存症　139
　　　　症例デイビッド　140

第12章　依存症の神経生物学と自己治療仮説 ………………… 145
　　　依存性物質は脳内でどのような作用をするのか？　145
　　　受容体での作用がどのようにして依存症を
　　　　引き起こすのか？　147
　　　神経生物学的知見にもとづいた治療薬の開発　150
　　　神経生物学的，心理学的，社会学的，および
　　　　スピリチュアルな知見の統合　151
　　　神経生物学的および心理学的還元主義を越えて　154

第13章　自己治療仮説に基づいた治療と回復の指針 ……… 157
 セルフヘルプ　　158
 心理療法　　161
 薬物療法　　164
  症例ロレッタ　　168
 その他の治療上の問題　　170
 援助なしの回復　　171

第14章　結　論 …………………………………………… 173

あとがき ……………………………………………………… 177
文献・参考文献 ……………………………………………… 185
索　引 ………………………………………………………… 208
著者・訳者略歴 ……………………………………………… 214

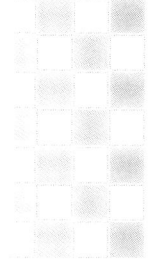

序　論

　依存症は，現代社会における最大の公衆衛生的，ならびに精神保健的問題である。なにしろ，依存症はそれに苛(さいな)まれる人をそれこそ骨の髄までしゃぶりつくし，その人が行く先々で出会う人たちを次々に巻き込みながら広がっていくのだから。

　本書が想定している読者は，依存症がなぜ，そしていかにして発症するのかに関心を持つ一般の方々である。この問題に関心を持つ人たちのなかには，自分の家族や友人が依存症を抱えており，その病気の原因と今後について知りたいと考えている人も少なくないだろう。本書はまた，自己治療仮説——この仮説は，優れてはいるものの，さらなる研究と修正をつづけていくことが必要な理論である——という観点から依存症を学びたいと考えている学生や研究者にも役立つはずである。それから，依存症患者の治療に携わるカウンセラーや臨床家にも読んでいただければと考えている。自分が治療を担当している患者を理解するうえで，この人間的で共感的な理論モデルは役に立つであろう。

　依存症に罹患している人自身やその身近な人たち，さらには依存症の治療に携わっている人たちまでもが，みな一様に，「どうして私／彼らはあのようなすさんだ自己破壊的行動をつづけてやまないのであろうか？」という疑問に悩まされている。この疑問は，二番目に多い依存症であるアルコール依存症はもとより，最も大きな広がりを持つ依存症

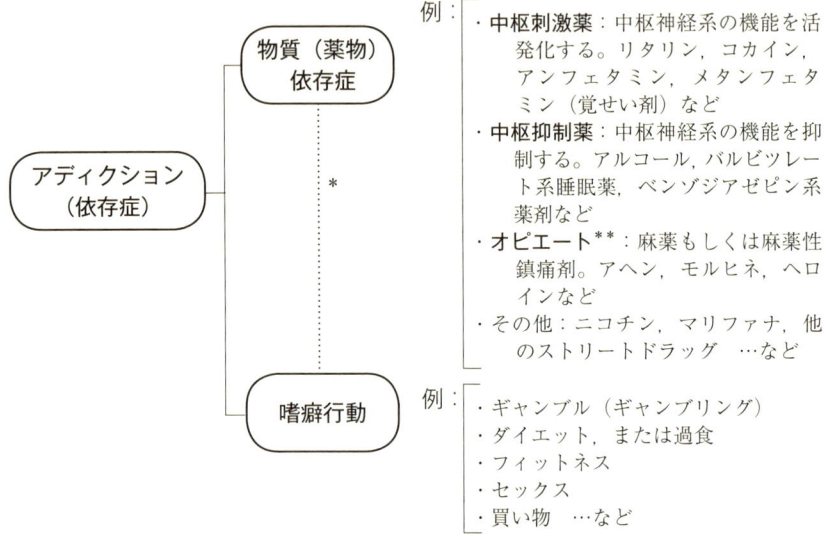

* 両者が併存することも少なくない。
** オピオイド受容体との親和性を有する物質の総称。
人間の体内で分泌されるもの（エンドルフィンなど）と，外的に取り込むもの（アヘンなど天然植物から抽出されたもの，ヘロインなど化学合成されたもの）とがある。オピオイドも，オピエートも，ともにオピウム類縁物質のことを指しているが，一般に人間の生体に内在する物質をオピオイドと呼び，モルヒネやヘロインのように外部から摂取する物質をオピエートと呼ぶ。

図　依存症の種類

であるニコチン依存症にも適用できる。もちろん，コカインや「スピード」（アンフェタミンの「ストリート」名），オピエート［訳注：鎮痛剤としても用いられる合成麻薬］，さらには最近流行のパーティドラッグなど，老若を問わずに健康を脅かす可能性のある，他のあらゆる薬物に置き換えてもよい。ギャンブル，ダイエット，フィットネス，さらには強迫的なセックスといった活動——これらの行動は，健康被害や破壊的な影響を顧みない持続性と再発性という点で物質依存症と共通しており，近年，依存症と同じ性質を持つ嗜癖行動と捉えられるようになった——にも，あてはまるといえるだろう（図参照）。

かつてアインシュタインは,「私たちの理論は事実を同定するのを助けてくれるものである」と語った。患者やその家族,あるいは学生や臨床家が,かくも人を狂わせ,謎の多い,しばしば理解を超えた現象を引き起こす依存症という現象を理解するには,確かに考えの枠組みとなる理論が必要であろう。とはいえ,現実には,依存症や嗜癖行動に関する理論として広く受け入れられているものは少ない。そのような数少ない依存症理論のひとつが,この自己治療仮説なのである。すでに自己治療仮説を知っている人ならば,「薬物乱用を説明する理論としては,最も直感に訴えてくるもののひとつ」[1]といった表現が,少しも大げさなものではないことを理解していただけるはずである。

　本書の著者である私たち2人はこの理論の最初の提唱者であり,自己治療仮説の原著者として,私たちの業績はさまざまな論文のなかで引用されてきた。自己治療仮説は,長きにわたる依存症臨床の経験に基づいた理論である。この理論を支持する科学的なエビデンスも次第に蓄積されつつある。神経科学者も認める依存症理論としてはすでに対抗過程理論 opponent process theory[2],*があるが,自己治療仮説はそれと競合するものではなく,両者はむしろ相互補完的な関係にあると考えてよい。いずれにしても,自己治療仮説は,依存症がかくも人を巻き込み,振り回してやまない理由について,人間味のある,わかりやすい説明を与えてくれる。

　私たちが自己治療仮説において強調しているのは次のことである。すなわち,心理的な痛みこそが依存症や嗜癖行動の中心的問題であること,そして,脆弱性を抱えた人は,その物質や行動がつかのまの,他で

---

*訳注) 対抗過程理論 opponent process theory：1970年代に米国の心理学者リチャード・ソロモン Richard Solomon によって物質依存症を説明するため導入された理論モデル。この理論によれば,依存症や嗜癖行動がもたらす反応には,一方は快楽,他方は苦痛という拮抗する2つの要素があり,一見すると苦痛としか見えない行動であっても,すでにその行動がもたらす快楽の体験を学習していれば,たとえ快楽反応が減少しても,その強迫的物質使用や嗜癖行動は消去されにくいとされる。

は得られない安らぎをもたらすことを発見してしまったがゆえに，依存性物質や嗜癖行動に頼らざるをえなくなっている，ということである。さらにこの理論は，依存症者が乱用物質として何を選択するのかは，その物質に特定の感情状態を解決する薬理作用があるかどうかに影響される，ということも示している。

　最近10年のうちに新たな知見を加えながら自己治療仮説はさらなる進化を遂げているが[3]，その一方で，私たちはこれまでこの理論を，広く一般の方たちにわかりやすくかみ砕いて説明する機会を持たないできた。しかし思えば，一般の方たちこそ，依存症が渦巻くこの社会の構成員であり，いかなる理論も彼らに利するところがなければ意味がない。本書が多くの方に届くことを望んでいる。

第 1 章
なぜいま自己治療仮説なのか？

　人生における何かが，彼らを「気分を変えてくれる物質」に引き合わせた。そうした物質は，人生がうまくいっているときでも，あるいは，非常に困難な状況にあるときでも，他のどんなものよりも彼らの気分をよくしてくれた。彼らはそのとき初めて，「やっと自分はパーフェクトな存在だ」と感じることができたのである。彼らは，その感覚を何度となく求めつづけるなかで，他者の痛みはいうまでもなく，自らの痛みを意図的に無視し，あるいは，気づかずに見すごしてきた。ところがある時点を境に，彼らの人生は受け入れがたいほどひどいものとなり，あまりにも失うものが多くなってしまったのだ。そこで，彼らが初めてその物質を手放そうと思い立った。とはいえ，はじめのうちは十分に本気とはいえなかった。まだ，自らの事態が真剣に助けを求めなければいけないほどの状況とは考えていなかったからである。しかし最終的には，彼らはもはや自分での力ではどうすることもできないと認めるようになり，自分自身と自らの意志を，自分の外にある１つのプログラムへとゆだねることとなった。

　　　　　　　　　　　　　　――マリー・ナダ Mary Nada
　　　　　　　　　　　　　　医療ソーシャルワーカー[1]

依存症は，社会に広く認められる現象であるが，それは人々を混乱させ，破壊に追いやる危険性をはらんでいる。たとえば最近の調査では，成人した米国国民の約15％が一生のうちに少なくとも1回はアルコールもしくは薬物の問題に悩むということが推計されている[2]。このように物質依存症は，生活のあらゆる側面に影響をおよぼし，さまざまな悲惨な事態をもたらす。それにもかかわらず，依存性物質を摂取しつづける人は後を絶たない。実際，せっかく長期間，断酒や断薬をつづけていたのに，何かの拍子に再びアルコールや薬物を使う生活へと舞い戻ってしまう，といった悲劇は世界中のあちこちで起こっている。

　ところで，物質依存症が持つ，こうした執拗さや破壊性，あるいは再発性を解き明かしてくれる理論といったものは，はたして存在するのだろうか？　物質依存症に付随するそのような現象には，罹患する人の脳や心といった個人的要因も関係しているのだろうか？　過去100年間，ヘロイン，コカイン，オキシコンチン（麻薬性鎮痛薬），および覚せい剤といった依存性物質は，私たちの社会のあらゆる階層に対して破壊的に影響をおよぼしてきたわけだが，私たちはそうした歴史から何を学ぶことができるであろうか？　そして，依存症に対する罹患脆弱性の根本的原因に働きかけるような，希望を持てる解決策，もしくは治療法といったものはあるのだろうか？

　多くの人が，依存症の症状や弊害をめぐる，こうした疑問に対する答えを求めている。私たちが本書を執筆した理由は，人が依存症に罹患し，そこから回復した経験を伝えることが，他の人たち——たとえば，いま現在，依存症を抱えている人やその家族，さらには，依存症者の援助をする人——にとって多くの学びになると確信したからである。

　私たち2人は，疾病としての依存症を理解するうえで，独自の視点を持っている。その視点は，依存症に対する罹患脆弱性の本質を探し求めつづけた長い年月——2人合わせて60年あまりにもおよぶ臨床と研究の月日——から生み出されたものである。私たちは，依存性物質の摂

取や依存症的な行動の抗いがたさや反復性を理解し，説明し，治療するという点に関して，いずれも劣らぬ強い関心を抱いてきた。そのために，私たちが採用したアプローチとは，この数十年，依存症患者を研究し，治療してきた月日のなかで，私たちが何度となく患者に投げかけてきた，一見するときわめて単純な問いを重視する，という方法論であった。

その問いこそが，「その薬物はあなたに何をもたらしたのか？」[注1]というものなのである。しかし慎重に吟味してみると，この問いは実は見かけほど単純なものではない。というのも，「薬物がもたらしてくれたもの」とは，その物質を摂取することで得られた変化——たとえば，つらい感情や苦痛から解放されたり，自己愛が高まったり，厄介な人間関係に耐えしのぶことができたりすること——を意味しているからである。要するに，この問いに答えようとすれば，必然的に私たちは，その内なる精神活動の重要な側面に触れないわけにはいかない。その意味では，この問いかけは，臨床家が決して謙虚な態度で患者と向き合い，信頼関係を深めるのに役立つだけでなく，依存症という病気が持つ抗いがたさを，患者とともに考える作業の端緒となるものともいえる。

本書は，私たちが1970年代以来行ってきた臨床経験や調査・研究にもとづく，依存症の「自己治療仮説（self-medication hypothesis）」に焦点を合わせたものである。自己治療仮説には2つの重要なポイントがある。1つは，人が物質摂取に耽溺してしまうのは，それが，心理的苦痛を軽減したり，取り去ったり，変化させたりといった効果が強いからである，という点である。もう1つは，心理的苦痛を緩和する際にどの物質を選択するのかには個人差がある，という点である。すべての依存性物質が万人にとって魅力的なものとはかぎらない。人はさまざまな薬

注1）この質問は，強迫的ギャンブリングや過食，過激な運動のような嗜癖行動の場合にも，同じように用いることができる。なお，こうした嗜癖行動については，第11章でとりあげ，もう少しくわしく論じるつもりである。

物を試すなかで，自分に合った薬理作用を持つ物質とめぐり会い，その物質に引きずり込まれるという結果に至るのである。

　実際のところ，人は決して「ある薬物に依存すること」を選択しているのではない。むしろ，まだ依存症には至っていない人がさまざまな薬物を試すなかで，それが他の物質よりも気分をよくしてくれることを発見し，その結果として，最終的に数種の物質（たとえば中枢刺激薬，中枢抑制薬，オピエート系鎮痛薬）のうちのいずれかに心惹かれるようになると考えるべきである。そうした依存性物質は，手に負えないほどつらい感情状態やパーソナリティ要因と相互に作用しあって，その影響を好ましいものにしたり，好ましくないものにしたりする。私たちの臨床経験では，たとえばうつ病に罹患している人，あるいは，うつ病でないにしても気力がわかないことを苦にしている人は，コカインや「スピード」（アンフェタミン）といった中枢刺激薬がもたらす意欲や活動性を高める効果を好むことが多い。だが，中枢刺激薬は，すでに十分に活気に満ち，過活動気味の人にとっても特別な魅力を持つことがある。すでに過剰な活気に満ちている（躁病のような）人のなかには，中枢刺激薬によって後押しされてさらに活気が高まるのを楽しみ，ありがたく思う人もめずらしくない。その一方で，多動傾向の人のなかには，中枢刺激薬によって逆説的な鎮静効果による恩恵を受ける人もいる。

　一方，感情を表現することに臆病になりやすく，表現しようとすると落ち着きをなくしがちな人は，しばしのあいだ気持ちを落ち着かせてくれるという理由から，少量もしくは適量のアルコール飲料に興味を抱くであろう。さらに，極端に緊張してしまったり，不安になったり，あるいは，イライラしている人を落ち着かせるのには，大量のアルコールが必要となるかもしれない。イライラしたり，腹を立てていたり，激しい怒りを抱えている人には，気分を鎮め，安堵感をもたらすオピエート（鎮痛作用を持つ合成麻薬）の作用は実に魅惑的なものと感じられることであろう。それとは反対に，歓迎されない，不都合なものとして体験

される物質の薬理作用もある。たとえば，たえず自己抑制的であることを心がけている人にとっては，アルコールがもたらす自己解放的な効果はきわめて居心地悪く，脅威として感じられる可能性がある。あるいは，いつも不安を抱え，何かに怯えている人に対しては，コカインの中枢刺激的な薬理作用は恐怖感やパニック発作を引き起こすかもしれない。

　自己治療仮説はその多くを精神力動的，精神分析的な観点にもとづく臨床実践に拠っており，さらには，現代における精神医学的診断と治療に関する知見や全人的アプローチの影響も受けている。同時に，この自己治療仮説は，依存症を理解することを目的として発展してきた心理学的理論を発展させたものでもある。といっても，それは決して依存症に関する生物学的理論に矛盾するものではなく，むしろそれを補う性質のものである。

　依存症の多くに身体依存や耐性を伴うことからもわかるように，そこに何らかの生物学的プロセスが関係しているのは，疑いようのない事実である。身体依存の存在は，依存性物質を突然中止した場合に出現する，不快で苦痛に満ちた，ときとして致死的なこともあるさまざまな離脱症状によって確認することができる。また，耐性とは，ある物質を繰り返し摂取するなかで，期待する効果を得るために必要な物質の量が少しずつ増えていく現象のことを意味する。多くの専門家は，こうした身体依存と耐性の存在が依存症に大きな影響を与えており，人が多量に飲酒し，あるいは薬物を摂取するのは，そうする必要があるからだと指摘している。言い換えれば，その人がアルコール飲料を欲しいと感じるのは，離脱に対応するためにアルコールを必要しているからなのである。しかし私たちは，離脱や耐性といったメカニズムだけでは，強力で抗しがたく，破壊的な力を持つ依存症という病気を説明するのには十分とはいえないと考えている。そのことを示すよい例としては，たとえば何年も断酒や断薬をつづけたにもかかわらず再発して逆戻りしてしまう

現象，あるいは，離脱のような生物学的根拠を欠いているにもかかわらず，周期的に大量の薬物を使用してしまう患者が現実に存在する，という事実があげられよう。

　生物学的志向性を持つ研究者は，依存性物質の摂取行動を強化し，継続させる理由として「報酬」のメカニズムを引き合いに出すことが多い。一方，精神力動的志向性を持つ研究者は，依存症的な行動や繰り返される物質使用の背景にある心理学的背景を重視する傾向がある。私たちは，この2つの見解は相補的であると考えており，その点については本書でも取り上げて検討している。認知行動療法（cognitive behavioral therapy: CBT）や弁証法的行動療法（directional behavioral therapy: DBT）の理論を見ても明らかなように，依存症に関する妥当な心理学的学説はすでにいくつか存在するが，本書において私たちは，精神力動的ならびに精神医学的理論に多くの紙幅を割いている。その理由は，自己治療仮説がまさにそのような視点から生み出されたものだからである。

　本書全体を通して，私たちは，自らの臨床経験のなかで出会った症例を多数提示している。それは，物質使用障害に関連すると考えられる心理学的脆弱性の本質を明らかにするためである。それらの症例は，いずれもいくつかの症例をつなぎ合わせて作成したものであり，本書のなかでは仮名を用いて提示している。私たちはまた，心理学的脆弱性に重点を置いた理論を提唱していることもあり，子ども時代の心的外傷（トラウマ）体験，あるいは虐待やネグレクト（養育放棄）のエピソードには必ず注目するようにした。これは本書全体を通して強調していることであるが，物質使用障害の発症には生物学的，心理学的，および環境的といった次元のさまざまな要因の相互に影響し合っており，生物学的脆弱性が優勢な場合もあれば，むしろ環境要因が中心的な影響を与えている場合もある。とはいえ，臨床症例の多くに，依存症発症の背景として，養育者によるネグレクトや虐待，あるいは他のトラウマの影響が認めら

れる，という事実は否定できない。もちろん，私たち自身，依存症発症の背景に養育者によるネグレクトや虐待の既往が関係していないと思われる症例も経験しており，その意味では，虐待やネグレクトは，必ずしも物質使用障害の発症に必須なものとはいえないが，それでもなお，虐待やネグレクトの体験が物質使用障害の発症するリスクを高めるのはまちがいないと考えている。逆にいえば，親は，自分の子どもに肯定的な影響を与えることが可能であり，実際にそのような影響を与えて，子どもを物質使用障害の発症から保護している，と言い換えることも可能であろう。

　私たちが本書の執筆を終えた頃，ワシントンポスト紙に，1人の女性ジャーナリストが自らの依存症体験を正直にふりかえった，思慮深い，それでいて刺激的な記事が掲載された[3]。その記事には，彼女自身が社会的孤立状況に対処するためにさまざまな薬物を使用するようになり，その後，苦痛を「自己治療」するためにヘロインにたどり着いた経緯が書かれてあった。彼女がいうには，ヘロインはいつでも苦痛を和らげ，消し去ってくれたが，最終的には抗うつ薬による薬物療法を受けることで精神的安定を取り戻すことができた，とのことであった。その記事のなかで彼女は，近年，主流となっている依存症に関する理解のあり方，ならびに，それぞれの学説の長所と短所を指摘したうえで，「しかし，そのいずれもが私の経験を完全に説明するものではなかった」と結論づけていた。彼女が取り上げた学説は，身体依存を重視する依存症概念から，学習理論や薬物による脳内変化，さらには，「ハイヤーパワー」**に対する無力にもとづく依存症の疾病概念までおよぶ，実に広範なもの

**訳注）ハイヤーパワーとは，自らの意志をはるかに超えた力を意味し，アルコール依存症のセルフヘルプグループとして知られる「アルコホリクス・アノニマス（Alcoholics Anonymous: AA）」では，重要な概念のひとつである。AAのプログラムでは，回復の第一歩を，「自らがアルコールに対して無力であり，どうにもならなくなったこと」を認め，まずは自らの意志をハイヤーパワーに委ねる頃からはじめるよう提案している。なお，このAAにおけるハイヤーパワーとは，決して特定の神や宗教を意味するものではない。

であった。また彼女は，過去30～40年間における神経科学の進歩は，依存症の病態メカニズムや，脳内における依存性物質と行動の相互作用プロセスについて重要かつ刺激的な知見をもたらしたとも指摘している。確かにその通りである。神経化学の知見は，依存症に関する生物学的理論の起点になった。

　しかし記事の締めくくりで，彼女は次のように書いている。「依存症を説明する理論として最も重要な条件とは，それが，援助者に患者に対する思いやりの気持ちを生じさせ，しかも，そこから有効な治療法が生み出されるような理論である，ということだ」と。私たちも彼女の見解に賛成である。私たちは，自己治療仮説によってもたらされる新たな「依存症観」が，ワシントンポスト紙の記事が指摘していた，理論と臨床との隔たりを埋め，さまざまな問題点を正してくれるものだと信じている。だからこそ，生物学的精神医学が脳内での薬物のはたらきに関して重要な発見をもたらしつづける時代の流れに逆らって，あえて私たちは，自己治療仮説という視点から，薬物がそれを使用する人のなかでどのような意味を持ち，どのような作用をもたらすのかを理解しようと試みてきたのである。このことを明らかにすることなしに，なぜ依存症がかくも抗しがたい力を持っているのかを説明することはできない。自己治療仮説は，私たち援助者のに依存症を抱える人に対する思いやりの気持ちを生じさせ，治療を成功させるのに何が必要かを私たちに考える際のヒントを与えてくれる理論である，と信じている。

　本書は，依存症を抱える人に対する全人的な理解を深めたいと考える人のために，既存の理論と当事者の現実との隙間を埋めることを意図して執筆されたものである。同時に，友人，家族，臨床家，ならびに研究者といった，依存症という病気の破壊的な影響を目のあたりにして困惑し，不安を抱えている人たちにとっても役立つと確信している。

第2章
依存症——病気なのか，障害なのか

　大抵の研究者や臨床家は，問題の本質を理解するのに役立ち，しかもその結果として問題の解決にも役立つような理論を，自らの思考の羅針盤としているものである。序章でも述べたように，かつてアインシュタインは，「理論というものは，事実を同定する手助けとなるものなのだ」と語った。その考えは，「事実が理論の基礎である」という，今日の常識とは明らかに矛盾しているが，依存症という現象を理解する場合に限っていえば，やはりモデルや理論の存在は重要である。依存症を抱える本人やその家族は，しばしば依存症について誤解しており，単なる不道徳な行動と思い込んでいることも少なくない。だからこそ，依存症を抱える本人に，「なぜ依存症に罹患してしまったのか」「どのようにしてそこから回復すればいいのか」といったことに関して，基本的な情報を伝えておく必要がある。そのような情報がなければ，依存症を抱える人は，自らが置かれた，逸脱的で混乱した状況を理解できないままであろう。本書は，依存症を直接経験する本人はもとより，間接的に依存症という事態に耐える家族や友人にも役立つはずである。というのも本書には，依存症がもたらすいらだちや困惑を正しく理解し，それらに対処するための基本的情報が盛り込まれているからである。

　かつて医学や精神医学の専門家にとって，依存症はきわめて複雑で難解な問題であった。しかし，1930年代半ばに始まった1つの偶然の出

来事——それは依存症が持つ複雑さや難解さをいっさい顧慮しない，まさに自然の実験ともいうべき出来事であった——が，アルコール依存症に対する理解のあり方を，かつてない希望と共感にあふれたものへと変えたのである。アルコール依存症を抱えた，パッとしない株の仲売人と外科医とが出会い，互いに自分たちが飲酒をやめられないことや，その結果もたらされた悲劇について話し合ったのであった。まもなく2人が気づいたのは，次のようなことであった。すなわち，完全にアルコールをやめるためにはお互いの存在が必要であり，この「いかに自分たちが依存症に対して無力であるか」について話し合う場に多くの参加者を募ることができれば，あるいは自分たちだけでなく，同じ悩みを抱える他の人たちを助けることができるかもしれない……。

アルコール依存症者のセルフヘルプグループであるアルコホリクス・アノニマス（Alcoholics Anonymous: AA）は，このようにいたって地味なかたちで始まった。しかし，ここには新しい発見があった。AAの創始者であるビル・Wとドクター・ボブは，アルコール依存症に苦しむ何十万人もの人たちを理解し，助ける方法を提供したのである。彼らは，それを「病気」と呼び，その状態は，毒物，アレルギー，あるいは細菌などの有毒な作用が私たちの心身の健康を蝕むのと同じ状態であると主張した。注目すべきは，AAの12ステップ・アプローチはスピリチュアルな側面も併せ持っている，ということであった。このアプローチは，依存症に苦しむ人たちにとってきわめて有益なものであった。

エドワード・ジェリネック Edward Jellinek は，1962年に『アルコール症の疾患概念 Disease Concept of Alcoholism』を出版し，独立した臨床単位としてアルコール依存症の疾患概念を提唱し，それが理にかなった医学的疾患であるという考えを主張した。AAの発展とその疾病概念は，私たちの社会における依存症に対する理解を深め，対応のあり方を大きく変えた。もっとも，このように広く受け入れられる考え方にはしばしば見られることだが，この新しい概念の登場によって，依存症

に関する別の見解や理論の影が薄くなってしまったのは，残念といえば残念なことである。というのも，確かにAAのアプローチは多くの依存症者を助けたが，実はすべての依存症者にとって好ましいやり方とはいえなかった。事実，実証的研究は，他の治療方法でもAAのアプローチと同等の治療効果が得られることを明らかにしている。個人差，あるいは依存症という病態の不均質性を考慮すれば，依存症の別の亜型に対しても，AAのアプローチの代わりになる理解のあり方や理論が必要なはずである。依存している物質がどのような種類であれ，ただそれを避けているだけでは，しらふでありつづけることがむずかしい人もいる。たとえば，依存症に加えて，別の精神障害にも罹患している人の場合には，両方の問題に対して治療をするほうがよい結果が得られることが多い。通常，こうした症例を治療する場合には，依存症の発症と維持に影響を与えている問題を解決するためにさまざまな種類の心理療法を行うだけでなく，併存する精神障害に対する薬物療法を行う必要がある。

　20世紀後半以降に見られた，もう1つの重要な発展は，さまざまな薬物の脳内における作用メカニズムなど，脳科学の目覚ましい進歩である。とはいえ，第1章で強調したように，そうした科学的な発見は，依存性物質の脳に対する影響を知るのには役立つが，依存症を抱える人の感情や経験を理解し，その発症と再発の理由を考える際にはあまり役立たない。たとえば，心と物質とのあいだに複雑な相互作用が見られる，一人の依存症患者がいたとしよう。すなわち，その人は幼少期より感情調節不全を抱えており，依存性物質を用いることでその感情調節不全を補っていて，だからこそ，物質摂取が延々とくりかえされてしまう，という現象がつづいている。こうした現象は，生物学的モデルだけではとうてい説明できるものではない。

　これまで述べてきたように，私たちが提示しているのは，依存症の生物学的理解を補ってくれる心理学的理解である。それは，依存症という事態の概念化に役立つはずであり，同時に，よりよい治療法を見つけ出

す際のヒントにもなるはずである。このような視点には，私たちが精神科医であるということ，つまり，精神障害は生物学的，社会的，心理学的，および精神医学的な要因が相互に複雑に影響し合って引き起こされるもの，と教え込まれてきたことが関係しているのかもしれない。

　いや，まさにこの点が重要である。私たちは，依存症もまた精神障害のひとつであり，うつ病をはじめとする他の精神障害と変わるところがないと考えている。私たちはまた，さまざまな精神障害と依存症とのあいだにはきわめて密接な関連があるとも考えている。このことは本書の第6章においてくわしく論じるつもりである。ここではひとまず，あらゆる精神障害には非常な強い感情的苦痛と苦悩が伴うのだ，とだけ指摘しておくにとどめたい。このことは実にしばしば誤解されている。こうした感情的苦痛は，心的外傷（トラウマ）を負った人ではとりわけ深刻である。

　ヴァン・デア・コルク Van der Kolk はこのような状況を，「時間経過だけではとうてい癒すことのできない心的状態の一種である」と指摘し，その特徴を実に見事な方法で整理している[1]。彼によれば，そのようなトラウマ被害を経験した人は，その体験が幼少期の性的虐待，身体的虐待，レイプ被害，あるいは，戦闘に参加した体験のいずれであっても，依存症への罹患リスクがきわめて高く，生涯にわたって自分の感情をコントロールしたり，調節したりすることがむずかしくなる，というのである[2]。そのような患者では，感情反応は極端なものとなりやすく，感情的苦痛は圧倒的で耐えがたいものとなる。さもなければ，逆に感情が麻痺したり，たえず混乱した状態となってしまう。そうした強烈な焦燥感を鎮めるのには少量のアルコールやオピエートの摂取が有効なことがあり，一方，感情麻痺がもたらす空虚感を緩和するためには，コカインやメタンフェタミン（覚せい剤）が有効なことがある。

　問題はそれだけではない。私たち人間は，精神障害への罹患の有無にかかわらず，さまざまな感情的苦痛を体験している。たとえば，依存症

にも精神障害にも罹患していない集団を対象とした，ある興味深い研究がある。その研究は，ある一日の日中における緊張感の上昇がその晩のアルコール消費量を有意に高め，反対に，緊張感の低下が有意にアルコール消費量を低下させることを明らかにしている[3]。遺伝的に依存症罹患脆弱性を持つ人であれば，そのような緊張緩和のための使用であっても，比較的容易に依存症へと発展してしまう可能性がある。

　本書のなかでは，私たちは，ほとんどの依存症の根底には，たとえそれが精神障害によるものであろうとなかろうと，人間が抱える苦悩や精神的苦痛が存在する，という考えを一貫してくりかえしている。もちろん，私たちは「報酬」や快楽，あるいは，自己破壊的な動機による物質使用があることは否定しないが，本書においては，依存性物質や嗜癖行動は苦痛を和らげたり，癒したり，鎮めたり，変化させたりするために繰り返されるものであり，にもかかわらず，それを繰り返しているだけでは，依存症によって人生が圧倒され，支配されてしまう危険性がある，ということを強調している。

　症例ドナルドは，精神的苦痛がいかに依存性の薬物への依存を魅力的に，そして強力なものにするかということを示す好例である。彼は35歳の男性で，離婚と失職によって悪化したうつ病と自殺行動のために入院させられていた。人生の大半を苦しみ続けてきた男性にしては，彼は驚くほど落ち着いており，感情を露わにするということがなかった。彼は診察の際に医師に，自分が幼児期から10代の終わりまで身体的にも性的にも虐待されてきたことを告白した。最初は，幼少期に実父による性的虐待を受け，その後，継父によってベルトの留め金で定期的に打たれるという日々を過ごしていた時期があったという。医師に促されるまでもなく，彼は自分から，かなり早い時期から依存性物質が手放すことのできないものとなってしまっていたこと，そして，それが，トラウマ体験が引き起こす苦痛や不快感に対処するのに役立ったことを説明した。彼は，親が飲み残した酒を飲んだ際に，まだ幼かった彼がどのよう

な酔っぱらい方をしたのかも語った。彼の親は，何が起きたかに気づいていたが，とがめることもなく，ただ笑うだけであった。

　彼は，アルコールがどれほど気分をよくしてくれたかということを思い出した。14歳になる頃には，彼は，アルコール，マリファナ，幻覚剤，それから覚せい剤を経験し，まもなく定期的に使用するようになった。10代の終わりには大量に飲酒をする習慣ができあがっており，しかも，何年ものあいだ，折に触れてヘロインを使用してきた。初めてコカインを試したとき，彼はとても「元気」になったし，ヘロインにはイライラした気分や激しい怒り（トラウマ体験を持つ人にはめずらしくない感情である）を和らげ，心を鎮める効果があるといった。医師が，ヘロインは他にどのような効果をもたらしたかと尋ねると，彼は，これまでたえまなくつづいていた不快な感情がすべて一瞬にして消えたと語った。実際，その後の治療経過のなかで医師は，腰痛に対して処方されたオピエート系鎮痛薬（オキシコドン）を服用したドナルドが，まるで別人のように気分を落ち着け，怒りっぽさを消し去ってしまう場面を，直に目撃することとなった。大人になってからのドナルドは，神経過敏や絶え間なくつづく不快な感情，さらには激しい怒りが吹き荒れる内的状態を緩和するために，ヘロインの代わりに，安価ではあるもののヘロインよりも不快感情に対する効果が弱い物質，すなわち，アルコールを大量に使用するようになったという。それでもなお，そうした不快感情は，ときとして腹部に関する愁訴や，持病の腰痛が実際に悪化する，といった身体的症状として表現された。

　外傷後ストレス障害（post-traumatic stress disorder: PTSD）に関する初期の研究者の一人であるヘンリー・クリスタル Henry Krystal は，トラウマ体験のことを「終わりのない苦しみ」と呼んでいた[4]。この症例のような患者はごくまれで極端なケースと思うかもしれないが，決してそうではない。むしろこの症例には，PTSD患者が生涯にわたって経験する特徴的なジレンマが示されている。ドナルドは，パーソナリティ

障害，大うつ病，PTSD，ならびに身体化障害と診断された。彼のような症例では，そのパーソナリティ特性が医療者側の陰性感情を刺激するために，クリスタル博士のいうところの持続的で極度の苦痛の存在が見落とされてしまいやすい。実際，ドナルドの場合には，心理的苦痛や身体的疼痛がこれまでの人生において微妙にして顕著なかたちをとって絶えることなく持続してきたことを，はっきりと見てとることができた。彼はまた，PTSD患者に広く見られる症状——無関心さと感情の爆発を交互に繰り返す，めまぐるしく急激な感情の波——も示していた。さらに，多くのPTSD患者と同様，彼の睡眠は，トラウマ記憶のフラッシュバックによる苦痛や繰り返される悪夢によって深刻に妨げられていた。このような患者のなかには，物質を使用することによって一時的に感情の混乱が鎮まり，苦痛の緩和がもたらされると語る人が少なくない。また，そうした症例では，社会的および職業的活動も思うようにいかず，成人してからも引きつづき悲劇が繰り返されてしまうという特徴もある。症例ドナルドの悲劇は，診断や供述の信憑性，さらには「薬物乱用」という汚名のせいで，最も重要な問題が見失われてしまいやすかった点にある。その意味では，こうした症例の援助で求められるのは，患者の苦悩や，人を困惑させ，不快にさせ，自己破壊的に感じられる解決法である薬物乱用やその他の好ましくない行動に対して，何らかの共感を示すことである。第3章，第7章，および第8章では，依存症の進行プロセスにおける感情的苦痛の役割をさらにくわしく検討している。

　本章では，依存症という病気を，「その根底に心理的苦痛が存在し，他のさまざまな精神障害とも密接に関連することが多い障害」という視点からの理解を試みた。症例ドナルドは，臨床現場では決してめずらしくない悲劇であり，その理解にあたっては，私たちの理論が非常に大きな説得力を持つ症例といえるであろう。

しかしその一方で，本章では，脳や他の身体部位に対する依存性物質の生物学的影響についてはあえて取り上げなかった。それは，すでに第1章で示したように，依存症という病気の基底にある生物学的メカニズムの存在は明らかであるものの，それだけでは依存症がなぜそれほどに抵抗しがたいものであるかを説明することはできないからである。個人差こそあれ，私たち人間は誰でも，さまざまな感情的苦痛を抱え込んでしまう性質を持っている。そのような私たちが，感情的苦痛を一時的に緩和し，消し去る効果を持つ依存性物質の魅力に引き寄せられ，抗いきれなくなってしまう事態に追い込まれるのは，一体どのようなプロセスによるものなのか。私たちが論じる必要性を感じ，そして実際，本書の主題として選んだのは，まさにそのようなことなのである。

第3章
自己治療仮説と自己調節の問題としての依存症

　これまで述べてきたように，依存症の中心をなすのは苦痛である。何らかの依存症を抱える人たちの苦痛とは，つまるところ，(1) 感情，(2) 自分には価値があるという感覚，自尊心，(3) 人間関係，および (4) 行動——特にセルフケア——といったものの調節障害に由来している。依存性物質の乱用拡大とそれらがもたらす快楽の効果，あるいは，生来性の自己破壊的なパーソナリティといった観点からはすでに多くの先行研究があるが，私たちの臨床経験に照らしてみると，それだけでは不十分であるように思われる。依存性物質には，制御困難な感情や自己価値感，あるいは人間関係や行動上の問題が引き起こす苦痛をほんのつかの間だけ緩和したり，変化させたり，何とか耐えられるものとする効果がある。そして，そのような効果があるからこそ，人はある物質に対して依存するのである。一方，自分が体験する感情に対する気づきがあり，そうした感情を違和感なく受け入れることのできる人，気楽に人とのかかわりができる人，いつも慎重に行動する人は，たとえ抗しがたい遺伝的素因を持っていたとしても，依存症にはなりにくいといえるだろう。

理髪師のトニー——知らずに

　トニーは，15年間におよぶアルコールとコカイン浸りの生活ときっぱり手を切って，現在，物質依存症の治療中である。彼は，AA［訳注：アルコホリクス・アノニマス Alcoholics Anonymous: アルコール依存症者のセルフヘルプグループ］とカウンセリングの助けによって自分にもたらされた成長を誇らしく感じている。彼は話し好きの陽気な男性だが，以前からそうであったわけではない。彼によれば，まだアルコールとコカインに依存していた頃，彼は怒りっぽく，粗野で，向こう見ずな性格であり，誰も彼がどこで何をするかを予測することができない，といった人物であったという。当時を振り返って彼がいま思うのは，「当時は，自分がどんな感情を抱いているのがわからなかったし，それが自分の人生においてどれほど重要なものであるのかわかっていなかった」ということである。回復プログラムに参加し始めた当初，カウンセラーから母親の死などの重要なライフイベントについてどのように感じるかと尋ねられても，彼はただ，「わからない，わからない，わからないんです！」と繰り返すことしかできなかったという。当時の彼は，自分の感情に触れることに強い抵抗感があり，動揺させられるような出来事が起こると，衝動的な行動におよんだり，怒り出したり，逃げ出したりすることが多かった。カウンセラーとともに長期にわたってこうした問題に取り組むなかで，彼は，「感じているかもしれない」から「感じていると思う」，そして「感じている」と言えるようになるまで進歩した。それでもなお彼は，自らの感情について話すときには，どもったり，とまどったりすることがあり，自らの感情的生活について無自覚で混乱している自分に対して，何ともいえない居心地の悪さを感じる時期がつづいたという。回復プログラムにおける彼の最も重要な課題は，つらく不愉快な感情をまさに自分の感情として感じつづけることであった。彼は，つらい感情に容易に

混乱したり、逃げ出しがちな自分と向き合うのには、カウンセリングを受けたり、AAミーティングに参加したりすることが役立つ、と述べている。

「にわかには信じられない」と思う人もいるかもしれないが、トニーのように、自らの感情を認識したり、向き合ったりするという、生きるうえでのあたりまえとも思えることを「耐えがたい」と感じる人は、確かに存在する。依存症臨床に携わっている人であれば、そのような問題を抱えた患者は決してめずらしくないことを知っているはずである。依存性物質の魅力は、それを用いる人と薬物との相互作用により、ある感情を消し去ったり、強化したり、あるいは変化させたりする点にある。トニーのような感情調節不全を抱えていなければ、人は、不安やうつといった感情を明確に認識し、その感情が人生においては避けられない経験のひとつであることを受け入れるはずである。

しかしトニーの場合、自分がいままさに体験している感情を言葉で表現できなかったばかりか、そうした苦痛を衝動的な行動や漠然とした身体愁訴として表現する傾向があった（これもまた依存症を抱える人にはめずらしくない現象である）。それでも、不快感情に対処するために依存性物質を用いるという方法は、当初のうちは有効であり、短期的にはメリットもある。しかし、繰り返していけば、何らかの脆弱性を抱える人にとっては、薬物が持つ強力な誘惑は一種の罠として立ちはだかる。すなわち、感情調節のために薬物使用量が増加していくにつれて依存症が重篤化し、わずかだが持ち合わせていた感情調整のスキルは日に日に退化していってしまう。さらに身体依存が成立する段階に達すると、薬物をやめようにも離脱症状のせいでやめることができなくなるだけでなく、離脱症状の苦痛のために感情調節能力はいっそう制限され、ますます薬物使用へと耽溺せざるを得なくなってしまう。つまり、ひとたび薬物依存症へと罹患すると、それが独り歩きして日に日に深刻さをきわめ

ていき，薬物使用がさらなる薬物使用を引き起こすという，終わりなき悪循環へとはまり込んでしまうわけである。

　20世紀の半ばから終わりにかけて活躍した精神分析家，あるいは，精神力動的志向性を持つ精神科医は，ものの感じ方というものは人それぞれであり，ある体験から惹起される感情も決して一様ではない，ということを発見した。19世紀末から20世紀初頭にかけてフロイトは，欲動，無意識，そして感情と思考の抑圧という心的機制を強調したが，さらに現代の研究者たちは，心理発達における他の側面と同じように，感情の発達についてもある程度の予測ができることを明らかにした。すなわち，成長過程もしくはその後の人生において，重大な心理的ダメージやネグレクトを経験すると，自分の感情を体験し，理解する能力が損なわれる可能性があるというのである。その意味では，トニーのような人を理解する際には，初期のフロイト理論で述べられているような，「感じることから自らを閉ざし，自らの感情を否認する」といった機制として捉えるのではなく，むしろ心理発達における何らかの欠損と捉えたほうが適切であろう。いいかえれば，感情を理解し，名づけ，感じることにおける問題もしくは障害として捉えたほうがよいわけである。ギリシャ系米国人の精神分析家であるペーター・シフネオス Peter Sifneos は，ジョン・ネミッシュ John Nemish とともにそうした欠損をとらえた概念として，自らの民族的出自であるギリシャ語を組み合わせて，「アレキシサイミア alexithymia（失感情症）」という用語を作り出した[1]。前についている「a」は，言葉を指す「lex」と感情を指す「thymia」が欠如していることを示している。文字通りに訳せば，「感情に対する言葉がない」という意味になる。一方の私たちはといえば，こうした，不愉快で，頭を混乱させる，何ともいえない漠然とした感情体験を，「不快気分 dysphoria」という名前で呼んできた。自己治療仮説では，依存性物質や嗜癖行動が，トニーのような患者が苦しんでいる不愉快な，あるいは混乱を引き起こす感情などの不快気分を軽減することによって，そのような物質や行動

の魅力を強化していくプロセスが重視されている。

　トニーの抑制された感情表現とは反対に，強烈な感情に圧倒され，それらの強度を和らげるために何らかの行動や活動，あるいは依存性物質を用い，そうした感情を緩和し，耐えられるものにする人もいる。次章では，ある種の人たちがそのような圧倒的で耐えがたい感情的苦痛に対して行う「自己治療」という現象について，さらにくわしくとりあげるつもりである。

愛されないキャロル

　キャロルは，さまざまな障害を克服して医師となったベテランの小児科医である。初めて治療に訪れたとき，キャロルは，黒の皮パンツと真っ赤なジャケットという色鮮やかな出で立ちであった。彼女は，たえず微笑みを浮かべ，生き生きとした話しぶりをする人であった。彼女の魅力的な外見と好感の持てる態度とは裏腹に，治療が進行するにつれ，彼女は，自分の奥底にある不安感や自信のなさについて打ち明けるようになった。彼女は，妹に処方された麻薬性鎮痛薬に依存するようになっていたのである。妹は末期がんに罹患しており，キャロルは彼女の世話をしていた。最初のきっかけは，妹が，歯根管の治療後の疼痛に悩むキャロルに対して，自分が使っている鎮痛薬を試してみるように勧めたことであった。するとキャロルは，その薬が身体的疼痛を和らげるだけでなく，すばらしい気分の高揚と満足感をもたらすことを発見してしまったのである。そう，その効果はまさに劇的なものであった。

　キャロルと妹はともに，アルコール依存症の父親にふりまわされて年から年中家のなかがゴタゴタしている家庭で生まれ育った。早くからキャロルは，自分自身と妹に対して親のような役割を担うことを余儀なくされていた。長じるにおよんで，姉妹はともに人並み以上に成功を収めることとなった——そう，キャロルは医師に，妹は企業の幹部役員となっ

たのだった。

　そのような人生早期の体験は彼女にさまざまな影響を与えた。なかでも最も大きなものは蓄積された怒りや憤りであり，彼女によれば，その蓄積のためにささいな刺激でも怒りが爆発してしまうとのことであった。彼女は，「怒りは私にとってとても難しい問題です……いつも何かやらかしてしまうのではないかってビクビクしています。ですから，どんな犠牲を払ってでもいいから，怒りを抑えなければならないのです」と述べた。彼女は，その表向きの明るく，魅力的なイメージとは裏腹に，大きな不安を抱えて生きてきたのであった。いい換えれば，たえず，「自分は周囲に完璧で愛らしいイメージを与えつづけなければならない」と思い込んできたのである。キャロルは，「私のなかのその（怒っている）部分は，誰にも知られていけないのです。だって，その部分を知られたら，誰も私のことを認めてくれなくなってしまうかもしれない。私のことを愛してくれなくなるかもしれない。だから，私は愛らしくなければならないのです。絶対的に愛らしくなければ。そうでなければならないのです！」と力説した。そのような彼女にとって，麻薬性鎮痛薬は怒りを鎮め，自らの愛らしさにめぐる不安を忘れさせてくれる唯一のものであった。

　自分が自分であるという感覚や，どのようにしたら他者からの評価を得られるかといったことは，きわめて重要な問題である。しかし，キャロルのような人の場合，もっと根本的な部分で，自分が愛されるに足る存在であることに不安や疑念を抱いてしまっており，そのような不安や疑念が低い自尊心の礎(いしずえ)となり，人生のさまざまな局面で無視できない影響をおよぼしてしまう。キャロルの言葉は，その種の不安や疑念がいかに人を覆いつくしてしまうかを示すよい証拠である。キャロルのような人たちは，自信をぐらつかせるほど激しい怒りや憤りが麻薬性鎮痛薬によって劇的に鎮まる，という経験をしている。別の機会，あるいは，他

の人の場合には，中枢刺激薬が気分を高揚させ意欲を高め，積極的に人とかかわるのを容易にし，そうした体験が自尊心を強めてくれるかもしれない。頑なに自らのうちに閉じこもり，愛情や承認を求める気持ちを心の奥に抑え込んで，いつも自信が持てずにいる人の場合には，少量もしくは適量のアルコールがそうした自分の態度を軟化させ，他の人からの愛情を受け入れたり，あるいは，自分から愛情を求めたりできるようになる。

　自己愛や自尊心の心理的メカニズムを知ることは，依存症に対する罹患脆弱性を理解するうえで重要である。症例キャロルからも明らかなように，心理的苦痛の多くは，自分自身を十分に好きになれないことから生じている。自己心理学者のハインツ・コフート Heinz Kohut ら[2]は，20世紀の終わりに，自己愛をめぐる問題がいかに健やかな精神生活に害をなす可能性があり，長じては，依存症をはじめとするさまざまな行動上の問題に影響をおよぼすのかを明らかにするという，まさに先駆的な業績を残した。たとえば，自分を過剰に大きく見せることで自らの低い自尊心を代償しようとする人のことを私たちは好ましくない意味で，「ナルシスト」と呼ぶことがある。それとは反対に，過剰なまでに他者を大きく捉え，自分の幸せをその人と一緒にいることから得ようとする人もいる。そのような自尊心の問題に苦しむ人のなかには，依存性物質が，彼らの愛情の対象となり，彼ら自身が自らのことを好ましく感じるための手段となってしまう場合もありえるのである。

よそよそしいジェフ

　ジェフは，長期間におよぶアルコールとコカインへの依存歴を持つ，魅力的な47歳の生産管理部長である。彼は，高校時代にアルコールが持つ「社交潤滑油」的効果を発見するまで，恥ずかしがり屋で控えめな性格であったという。ジェフは，「アルコールの力は，生来の引っ込み思案

な性格を脇へ追いやり，私が自分自身の殻の外に出ることを可能にしてくれました」と述べた。さらに，「アルコールなしでは内気で，物静かな態度しかとれませんでしたが，ひとたび飲むと，自分自身をよりうまく表現でき，人とよりよくかかわることができたのです」といった。

彼は20代のときに飲酒量を減らそうと努力した時期があり，ときどき適量の飲酒をする程度の水準にまで減らすことに成功したという。しかし彼がいうには，この時期の彼は，さえない，存在感の薄い人間に戻ってしまったという。30代になると，彼はコカインのすばらしさを発見した。ジェフは，「過去に経験した自分に再び戻ることを可能にしてくれました。活力が戻ってきたのです。ユーモアのある自分になれました。コカインは自分にとって好ましい相棒であるように感じられました」と述べた。彼はそれまで孤立し，いっさいの社交から切り離され，自分自身のほうからも社交を避けていた。コカインはしばらくのあいだ有効であったが，その使用が増すにつれ，彼は再び大量に飲酒するようになり，結果的に依存症の治療とリハビリを行うはめになってしまった。リハビリ終了後，彼は飲酒も薬物使用もしなくなったが，その代わり，また昔の打ち解けない，孤立した生活に戻ってしまった。妻とも話をしなくなり，社会的にも孤立し，それまでいた，ただでさえ少ない友人とさえも連絡をとらなくなってしまった。リハビリが終了してから5年ほど経過した頃，彼は抗うつ薬であるプロザック［訳注：日本では未承認］を飲み始めた。すると，その後からコミュニケーションができるようになった。彼は，「いまではフィルターにかけられることなく，言葉が出てきます。仕事が終わって帰宅し，妻に会うのですら楽しみになりました」と語った。

人間関係は，人間としての私たちの存在を最も満足させるとともに，悩ましい側面を持つものである。私たちは社会的な生き物であるが，その必要があれば，社会的な関係を避けることもできる。また，人間関係に長けている人もいれば，そうでない人もいる。他者との関係性を築く

のがあまり得意でない人にとっては，ジェフの人生が長いあいだそうであったように，人生はわびしく，孤立し，憂うつなものとなるかもしれない。ところが残念なことに，ジェフのような人は，アルコールが持つ効果——人間関係における困難を一時的に改善する効果——をたまたま発見し，それに耽溺してしまうわけである。

　依存症の病因論を，「愛着の障害」と捉える見解がある[3]。誰かと意義ある関係を築き，それを維持していくことは，人生に欠かせない側面であり，それは私たちに安らぎやくつろぎ，さらには，自分の存在を保障された感覚をもたらしてくれる。パーソナリティを決定づける他のさまざまな要素と同じく，この他者との関係性を築く能力は，先天的な気質や早期における養育者との関係に影響されているところが大きい。人間は，発達における最も初期の段階から死ぬまでのあいだ，自らが求める人間関係を，納得できる，そして満足するかたちとして実現するために挑戦しつづけるものである。しかし不幸にして，人生の早期において他者との関係を築く能力の芽が摘まれてしまうと，依存症が，人間関係がもたらす安らぎと満足感の代わりとなってしまうことがある。

不注意なカール

　カールは，熟練した大工である。自分の仕事における彼の気の配りようは，自分自身に対する気の配りようと全く対照的なものであった。顧客は，それが特別なキャビネットの成形であろうと，リフォームされた部屋の仕上げであろうと，つねに彼が自らの仕事にそそぐきめ細やかな配慮と注意に満足していた。しかし，彼は，事業経営に関してはまったくダメであり，経費の裏づけとなる領収書をとりまとめたり，彼自身や雇っている職人たちの就労時間を計算したりすることが苦手であった。彼はまた，朝，小型トラックの鍵を置き忘れたまま出勤してしまうことが多く，彼の身の回りの世話をする家族にとってはいつも混乱の種となっ

ていた。カールは，プライベートの金銭管理にも問題があり，口座の収支を顧みずに大金を引き出したり，保険料の支払いを忘れたり，税金の申告に必要な重要書類を紛失したりしていた。さらには，自分の周囲に何があるかをろくに確かめることもしないまま先へ先へと進んでしまうために，突然，転倒したり，あちこちに擦り傷を作ったりすることもめずらしくなかった。

　カールは，アルコール依存症とまではいかなかったものの，アルコールを飲みすぎたり，酩酊してトラブルを起こしたりすることがあり，そのたびに家族や友人に対してバツの悪い思いをしていた。彼自身も自分のそうした傾向を知っていたが，酔っ払ってしまうと自分を制御できず，不適切でばかげたふるまいを繰り返してしまうのであった。そして，そのようなことを起こした後では必ず，自らの「落伍者」としての運命を嘆く，というのがおきまりのパターンであった。しかし，ひとたび飲み始めてしまうと，彼は大胆になり，失敗した後のバツの悪さや後悔の念，周囲にかける迷惑といったものをいっさい考慮できなくなってしまった。彼のいきすぎた行動には，彼自身の友好的な性格と，みんなから好かれたいという思いもいくらか影響を与えていたが，最も問題なのは，特定の状況が問題行動を引き起こすサインであることに，彼自身が全く気づいていない点であった。

　不安や心配は人生において避けることができないものである。それらを過剰に抱えていると人は無力になってしまうが，まったくなければないで，今度は症例カールのように自らを危険な立場に追い詰める結果ともなりかねない。私たちは，数十年にもおよぶ臨床経験のなかで，カールのように，本来あってしかるべき懸念や心配といった，私たちの存在や安全を保障するうえで欠かせない機能が不十分もしくは欠如している症例に何度となく遭遇した。初期の精神分析家の多くは，危機回避的な反応は生存欲求にもとづく本能的なものであり，それが自己における無

意識の欲動に影響を与えると信じていた。しかし少なくとも私たちの臨床経験では，そのような生存のための危機回避行動は本能的なものなどではないし，無意識の動機を反映しているわけでもない，という印象を抱いている。むしろそれは，早期の環境において養育者から，損害や危険を認識し，有害もしくは危険な状況に対処したり，回避したりすることを学ぶ過程で出現する機能であり，逆にその機能は，虐待的もしくは非保護的な環境で養育されることによって損なわれてしまう場合が少なくない。

　私たちはそのような機能のことを，「セルフケア能力」と名づけている[4]。ここで強調しておきたいのは，すでに神経画像的手法を用いた研究が，再発した覚せい剤乱用者では，再発しなかった覚せい剤乱用者に比べて行動選択にかかわる脳領域（前頭葉と側頭葉，ならびに島皮質）の活性が低い，という生物学的知見である。これは，神経科学がいかに私たちの臨床経験からの学びを補い，助けてくれるものであるかを示す好例といえよう[5]。カールのような人たちは，ともすれば物質摂取によって過剰かつ異常な行動を起こしやすいが，それは，彼らのセルフケア能力があまりにも未発達であるために，危険の可能性を推測したり，現実の危険な状況を察知し，不安や懸念を感じたりする能力が不十分であることに由来している。もちろん，無意識の自己破壊的な動機や本能といったものの存在を否定することはできないが，その一方で，私たちは，発達論的視点から見れば，自傷行為などはむしろセルフケア能力の未発達ないし欠如の結果であることが少なくないと感じている。

　物質依存症や嗜癖行動を抱える人に対して，「あの人は嗜癖性パーソナリティを持っている」などと説明されることは少なくない。こうした聞こえの悪い，いかにも共感性を欠いたラベリングの是非はさておき，そのようなとらえ方は，依存症や嗜癖行動に関係する重要な脆弱性から目を背けてしまっている。私たちは，嗜癖性パーソナリティという概念に

はまったく賛成できないという立場をとっている。むしろ私たちは，自らの臨床経験から，依存症への罹患には，感情調節障害，自尊心，人間関係のありよう，さらにはセルフケアの問題がさまざまな度合いで影響していると考えている。すなわち，それらの要因が遺伝的脆弱性や環境とのあいだで相互に影響を与え合って，依存症に対する罹患リスクを高めるわけである。

たとえば理髪師の症例トニーをコカインの耽溺へと引き込んだ要因としては，無謀で，不注意な行動と組み合わさった，考えを混乱させる感情の存在が無視できないであろう。また，症例キャロルの場合には，つねに愛され，受け入れられたいという願望が，麻薬性鎮静薬を魅力的なものへと変えたと考えることができる。さらに症例ジェフの場合には，他者との関係を築くことの難しさや，それに関連した孤立とうつ病の問題が，それらがなければ到底実現できない，他者との関係を築くための手段として，アルコールとコカインを魅力的なものにした。しかしその一方で，症例カールのように，危害や危険とは無縁な適応的な生活を送っている人であっても，アルコールなどの依存性物質の摂取は慎重さを欠いた行動やさまざまな失敗を起こすリスクを高めてしまう傾向がある。

アルコールをはじめとする依存性物質は，誰にとっても魅力的なわけではない。ある特定の物質が魅力的なものとなるのは，その人が，特定の物質がもたらす即時的な「利益」が何らかの問題——感情調節や自尊心，あるいは人間関係における困難——を克服するのに不可欠であることを発見したときである。そして，特定の効果を持つ物質と出会う以前に，自らが抱えている苦痛や苦悩とセルフケア能力の欠損とが相互に影響を与え合うことで，依存症に対する罹患脆弱性が準備されている必要がある。

こういい換えることもできるであろう。依存症の問題は，快楽の追求や報酬効果，あるいは自己破壊的傾向の顕現ではなく，その人間が抱える心理的脆弱性に由来しているのだ，と。

第4章
自己治療仮説に関する実証的研究
感情調節と薬物選択の関係

ジェシー・J・スー Jesse J. Suh
（臨床心理学博士）

序　説[注2]

　私たちは，臨床的な概念として「自己治療仮説」を提唱し，その概念を依存症臨床におけるさまざまな現象へと適用してきたが[1]，その後，数多くの研究者たちによって追加試験が行われ，自己治療仮説の妥当性が検証されてきた。本章では，本書全体を通してのテーマである自己治療仮説について，その臨床的概念を裏づけるエビデンスを概説することとしたい。

　本章では，依存性物質が持つ特異的な薬理学的効果を検証する基礎的実験から，乱用物質の種類や依存症の罹患危険因子といった，自己治療仮説に関連する疫学的研究と，病因にかかわる研究をとりあげて，検討を行う。そのうえで最後に，今後の自己治療仮説研究のあり方について，いくつかの提案をしたい。

注2）本書巻末には多数の引用文献が並べられているが，そのなかでも本章に関連する文献の多さは，不釣り合いなほど他の章から突出している。しかし，私たちはそうした多数の文献をあえて巻末に並べることにした。そうすれば，この問題に関心を抱く学生や研究者といった人たちが，学術的な情報——すなわち，人は何とか感情を調整したいと奮闘するなかで依存症に罹患し，乱用する物質の好みは人それぞれである，ということの経験的根拠——を手にすることができるからである。

なお，本書は専門的な学術書ではないので，自己治療仮説に関する研究を網羅的にとりあげるのは避け，代表的な研究にしぼって検討していることをお断りしておく。また，本章でとりあげた研究の多くは，その対象として重篤な精神障害を併存する患者を含む集団を用いたものである。したがって，それらの研究から得られた知見は，一般の人たちにそのまま適用することはできない可能性がある点にもご留意いただきたい。

感情調節不全，自尊心，セルフケア，および人間関係

　自己治療仮説を支持する，あるいはそれに異議を唱える研究の大半は，感情の調節不全か，さもなければ併存する精神障害と乱用物質とのマッチングといった，いわゆる薬理学的特異性に焦点を合わせたものである。その一方で，行動全般に関する調節不全や，その他の自己調節機能の障害——セルフケア，自尊心，および対人関係の持ち方——といった観点から検討した研究は少ない。そうしたなかでウィルソン Wilson らは，オピエート依存症に罹患する人は，依存症に罹患していない人に比べて，自己調節機能に問題を抱えていることを明らかにしている[2]。その他にも，オピエート依存症患者における対人関係障害や感情調節障害[3]，あるいは，物質依存症患者における対人関係障害と自己調節機能の障害に言及した研究がある[4]。もっとも，これらの臨床的研究はいずれも後方視的な情報収集によるものである。したがって，これらの結果をもって，物質使用障害（物質依存もしくは乱用）が発症する以前に自己調節の問題が存在した，と結論することはできないかもしれない。

　とはいえ，物質使用障害の発症に先立って自己調節不全が存在していた可能性を示唆する前方視的研究が，まったくないわけではない。ある

研究グループは，947人の16歳の青年を対象とした調査から，自尊心の低さがニコチン依存の発生の危険因子であったことを明らかにしている[5]。同様に，シェドラー Shedler とブロック Block は，就学前から思春期までの子どもたちの集団を調査し，頻繁にマリファナを使用する人は，マリファナを避けている人やほんの1回だけ試しただけの人に比べて，幼児期と思春期に感情的苦悩を抱えていただけでなく，対人関係からも孤立しがちな傾向があることを報告している[6]。

自己治療仮説：感情調節と物質使用障害

感情調節は，私たちが日常的に経験する生の営みである。私たちは，外的なストレスによって引き起こされた否定的な感情に対処し，そのような不快な感情を和らげたかたちで体験している。不快な感情は，その強度や持続期間を変化させれば，何とか対処することができるものである[7]。そのような対処は，肯定的もしくは否定的なストレスにさらされたときはもとより，生活上の突然の変化に遭遇したとき，あるいは，単に怖い映画を鑑賞している際にも行われている。

子どもの場合には，感情調整機能の高さは，行動の自己コントロール[8]，抑うつ症状[9]，適応の問題[10]，社会的スキル[11]，および身体的健康[12]などといった，将来の健康状態を予測する重要な要因とされている。また，自分の感情をうまく管理できる人は，長期にわたる適応の成功，よりよい対人的機能，さらには心理的満足度の高さを示す傾向があることもわかっている。他方，感情調節が劣っている人は，社会生活のなかでより多くの不安を経験するといわれている[13]。さらに興味深いことに，この自己調節能力の高低によって，成人のうつ病患者と健常者とを区別できるだけでなく[14]，治療抵抗性のうつ病患者と治療反応性の高いうつ病患者とを区別することもできるという[15]。

若者は，青年期早期に大きな発達上の変化を経験する。その時期は，

思春期の始まりの頃であり，若者の独立心が高まり，社会に対する挑戦的な態度といった特徴が見られる心理的な発達段階である。彼らは，これまで体験したことがない強烈な感情を抱え込み，そうした感情に対処しなければならない[16]。物質使用に関する問題の多くが青年期早期に始まることを考えれば[17]，発達論的な視点は，感情調節と物質使用との関係の結びつきを理解するうえで欠かせないものといえるだろう。否定的な感情（怒り，恐れ，フラストレーションなど）[18]，感情の調節不全[19]，および対処スキルの乏しさ[20]といったものは，いずれも思春期における物質乱用に対して促進的にはたらく要因として同定されている。私たちはある思春期の集団を3年間にわたって追跡調査したことがあるが，その結果から明らかにされたのは，否定的感情の存在は将来における物質使用のリスクを有意に高める，ということであった[21]。また，矯正施設入所中の青年を対象とした別の研究では，物質を用いて否定的な感情の対処をしてしまう背景には，感情調節不全が無視できない影響をおよぼしていることが指摘されている[22]。

感情調節能力の乏しさは，成人においても青年と同じように物質使用の重要な危険因子である[23]。成人の薬物乱用者は，健常者に比べて自らの感情処理に困難を感じている傾向がある[24]。このような感情調節能力の乏しさと物質使用との関係は，長期にわたって物質使用をやめている人にも認められることから[25]，乱用薬物の遷延した薬理作用や離脱症状によるものとは考えにくい。不十分な感情調節能力と物質使用との密接な関連は，物質乱用者のなかには抑うつ，不安，および怒りなどの否定的感情が存在することを意味しており[26]，こうした感情が存在すること自体が物質乱用者の薬物渇望を刺激する可能性を示唆している。さらに，外的ストレスと否定的感情の経験もまた，物質使用の開始や再発において重要な役割を担っている[27]。たとえば，最近報告された興味深い研究は，ストレスの高い職場環境にあったと報告した定年退職者は，それほどストレスのない職場環境であったと報告した人より

も，退職後の生活において飲酒量が多い傾向にあることを明らかにしている[28]。

実験室の条件下においては，物質乱用者は，健常対照群に比べて感情調整能力が有意に低く，主観的にも生理学的にも異常な所見を示すことが証明されている。また，薬物乱用をやめている人に感情を刺激する写真を提示した場合にも，やはり健常対照群に比べて主観的反応が乏しいことが確認されている[29]。さらに同様の実験において，健常対照群では心臓血管系および神経内分泌系の反応が有意に高まったのに対し，物質乱用者にはそのような変化が認められなかったという[30]。物質乱用者と健常対照群とのあいだに見られる，こうした実証可能な相違点は，物質乱用者では感情的刺激に対する反応が異常であることを示している。それだけではなく，これらの実験結果は，物質乱用者では，自らの感情状態を管理する能力が不十分である可能性をも示唆し，依存症発症の背景にある感情調節の問題が持つ役割の重要性を強調するものといえるであろう。

乱用物質の特異性

自己治療仮説は，さまざまな依存性物質の分類（覚せい剤，オピエート，ならびにアルコールや鎮痛睡眠剤など）が，その標的となる心理的苦悩やパーソナリティ構造といった内的状態にどのような影響をおよぼすのか，といった問題を考慮に入れた理論である[31]。第6章では，そのような観点から，乱用物質ごとに，各物質の乱用者にとって物質が持つ魅力についての概説がなされている。先行研究が明らかにしているところによれば，物質乱用者が自らの乱用物質を選択するプロセスは，決して無作為に選択されるわけではなく，多くの場合，さまざまな試行を繰り返すなかである特定の感情を緩和するのに適した物質を発見するといったかたちをとるという[32]。さまざまなタイプの依存性物質を試さ

せた後で，物質乱用者に好みの依存性物質を選択させてみると，大抵の場合，類似した薬理学的特性を持つ物質を選択する[33]。その物質がもたらす心理的効果が，その乱用者の「中核的な心理的要求」を満たすものを好む傾向があるのである[34]。

オピエートの使用——攻撃性と激しい怒りへの対処

第8章で解説しているように，トラウマ体験から生じる感情的苦痛はオピエート依存症などの破壊的な結果をもたらすことがある。オピエートは，天然植物から抽出されたものであれ，化学合成されたものであれ，いずれも強力な鎮痛作用を持っており，古くより医療の場で広く用いられてきた[35]。オピエートという物質の魅力は，人生早期につらい暴力や攻撃的行動にさらされる，などといったトラウマ体験に由来する激しい怒りや攻撃性を，瞬時にして鎮めてくれる，という点にある[36]。オピエート依存症患者が抱えているさまざまなトラウマ体験は，現在における攻撃性と密接に関連している一方で，当の患者本人は激しい怒りや攻撃性を緩和し，制御するのに役立つ適応的な心理的機制を確立できていない傾向がある[37]。そうしたなかで，オピエート使用だけが感情的苦痛を一時的に緩和し，低減させる対処法として機能するわけである[38]。

トラウマ体験は，さまざまな物質の使用障害において重要な罹患危険因子ではあるが[39]，そのなかでもオピエート依存症との結びつきは際立って密接である。実証的研究によれば，オピエート乱用者が，子ども時代における虐待の既往を持っている可能性は，オピエート使用経験のない人よりも3倍高く[40]，トラウマに関連するさまざまな症状はオピエート乱用とさらに密接に関係している[41]。オピエート依存症を引き起こす根本的なメカニズムは，オピエートが持つ鎮静的な効果の魅力にある。否定的な感情がオピエートに対する渇望を引き起こしたとしても，オピエートを使用することで，乱用者は感情的苦痛を調節し[42]，「破壊

的な衝動をただちに行動化してしまう」のを防いでくれる[43]。他の物質を使用する人に比べて，ヘロインなどのオピエート使用障害に罹患する人は深刻なトラウマ体験を持つ人が最も多く，この知見からもトラウマ体験とオピエート依存症とのあいだの特異的な関係がうかがわれるであろう。さらに重要なことに，抱える怒りや否定的感情の強度が高い人ほど他の物質よりもヘロインを好むことが多い，ということも確認されている[44]。

覚せい剤とコカイン：抑うつ状態と空虚感からの逃避

コカインがもたらす急性の心理的効果としては，気分の高揚，自尊心の高まり，疲労感の減少，および活力と生産性の向上といったものがある[45]。内的な空虚感，倦怠感，あるいは抑うつ状態を回避したい，あるいはコントロールしたいと考える人は，コカインがもたらす，こうした強壮的な効果を好む傾向がある[46]。また，コカイン乱用者のなかには，慢性的なうつ状態，多動症状，あるいは双極性障害に罹患する人も少なくない[47]。

自己治療仮説では，「エネルギー水準の低い」乱用者と「エネルギー水準の高い」乱用者という，2種類のコカイン乱用者の存在が想定されている。「エネルギー水準の低い」コカイン乱用者は，倦怠，抑うつ，あるいは疲労感といった感覚を慢性的に体験している。さまざまな調査が，コカイン使用障害とうつ病は併存することが多いことを指摘しており[48]，大うつ病性障害に罹患する人は，そうでない人に比べ，コカイン使用障害に罹患するリスクが5倍高いことを報告する研究もある[49]。また，コカイン乱用者は，健常対照群に比べ，抑うつ症状と心理的不快感を呈することが多い，という報告もある[50]。抑うつ気分の存在は，コカインに対する渇望，再発率の高さ，さらには治療からの脱落[51]と関連しており，臨床的にも再発のサインと見なされている[52]。以上のことを踏まえれば，抑うつの気分やうつ症状とコカイン依存症と

の密接な関係は，もはや偶然では説明できないものである。

　反対に，「エネルギー水準の高い」乱用者は，さらなる高揚と興奮を求めている[53]。たとえば，コカイン乱用者の多くは，慌ただしい毎日を送ることによって，抑うつ状態に陥るのを回避しつづけようとする。先行研究は，コカイン乱用者の一類型として，健常対照群よりも精力的で自分を興奮させるものを求めてやまず，欲求不満耐性の低い一群の存在を明らかにしており[54]，この類型に該当するコカイン乱用者は活性化効果を期待してコカインを使用している[55]。このような快楽の要求は，他の物質を使用する人には見られないものであり，「エネルギー水準の高い」コカイン乱用者に独特なものであるように思われる。たとえば，高揚した心理状態を求めてやまず，慌ただしく動きつづけようとする人がコカインを乱用することは少なくないが，そのような薬物と乱用者の要求との関係は，他の物質の乱用者では確認されていない[56]。第7章では，覚せい剤などの中枢刺激薬が注意欠如・多動性障害（attention-deficit/hyperactivity disorder: ADHD）を抱える人を逆説的に鎮静化させ，物事に集中して取り組めるようにさせる効果があることについてとりあげている。

鎮静剤とアルコール——抑制の解放

　アルコールは，不安を軽減し，リラックスした気分をもたらしてくれる，鎮静効果をもつ中枢抑制薬である[57,58]。厳格な性格で，ともすれば人前で防衛的な構えを強めてしまう人にとって，アルコールがもたらすリラックス効果は，まさに歓迎すべきものといえるであろう[59]。アルコールの使用は，彼らの心理的防御を緩和し，緊張と不安に満ちた状態から彼らを解き放ってくれる。その一方で，それまで抑制されてきた怒りが，アルコールの鎮静的かつ脱抑制的な効果によって解放され，暴力として暴発することもある[60]。これは，アルコール依存症に罹患する人ではしばしば見られる現象である。

さまざまな研究による知見は，アルコール乱用者が，自分の感情的体験を抑制したり，過度に自らのうちに抱え込んでしまいがちであること，あるいは，アルコールを用いて感情状態の調節をしている可能性があることを示唆している。アルコール乱用者は，不快感情を抑えようとして過度に防衛的になったり[61]，抑圧（意識することを回避する）や否認（認めるのを拒む）を用いたりする，という指摘がある[62]。さらに驚くべきなのは，こうした特性はアルコール依存症患者に特有のものである，という事実である。たとえば，他の物質の依存症患者に比べると，アルコール依存症患者は，自らの怒りを過剰にコントロールし，感情を受け入れることを避けようとする傾向が強いという[63]。

　もちろん，彼らの感情的抑制が慢性的なアルコールの使用によるものではないか，という疑問もあろう。しかしながら，実験室の条件下で2週間禁酒させたアルコール乱用者は，画像による嫌悪刺激に対して「平坦な」感情的体験を報告し，これは他の物質の乱用者には見られない特徴であった，という報告がある[64]。以上のことは，アルコール依存症患者に見られる感情調節不全は慢性的なアルコール乱用の結果ではないことを示唆し，このことから私たちは，断酒中のアルコール乱用者に見られる感情抑制傾向こそが，その人が乱用物質としてアルコールを選択するうえで重要な役割をしていると考えるに至った[65]。

自己治療仮説の神経生物学的エビデンス

　第12章でさらに詳しく検討しているように，最近における神経画像技術の進歩によって，研究者は，物質依存症をはじめとするさまざまな精神疾患に特異的な脳の形態学的および機能的な変化を観察できるようになった。この検査方法を用いれば，精神疾患の診断の違いがどのような脳の状態と関連しているのかを同定できるだけでなく，脳のどの領域が対象群と健常対照群の感情，思考，行動に関連しているのか，という

ことを明らかにすることもできる。したがって，いまやこの新しい分野は，感情調節と依存症との関係に関するいくつかのヒントを与えてくれている。

感情体験に関与している脳の領域は辺縁系である[66]。扁桃体，視床下部外側野，側坐核といった辺縁系は，前頭前皮質と密接な連絡経路があることを考えれば，前頭前皮質もまた感情の機能異常や機能不全に関与しているといえるであろう[67]。特に健常者を対象とした実験では，感情的な刺激に対して自発的に対処スキルを用いて感情を調整しようとすると，前頭前野外側部および内側部の活性が高まる一方で，扁桃体の活性が抑制されることが確認されている[68]。この知見は，前頭前皮質と眼窩前頭皮質の機能不全が感情調節障害と関連しているとするショーレ Schore の主張と一致するものである[69]。

最近の神経画像研究では，抑うつとコカイン依存症のいずれにおいても前頭－辺縁系領域における機能異常が報告されている。たとえばうつ病患者では，静止時における前頭前野の脳血流量が対照群に比べて有意に低いことが報告されているが[70]，同様の知見は，コカイン依存症患者でも確認されている[71]。自己治療仮説を支持する知見として，シンハ Sinha らによる，断薬中のコカイン依存症患者に関する研究がある[72]。ストレス刺激を加えたコカイン依存症患者は，健常対照群に比べて前頭部の活動性が低く，この結果は，コカイン依存症患者では前頭部領域――これまで感情調節不全と関連づけられてきた部分――に何らかの機能欠損がある可能性を示唆するものといえる。神経画像的な手法を用いた研究は，コカイン依存症とうつ病（あるいは，感情調節不全）との関連を明らかにしているが，感情調節不全がいかにして物質依存症を発生させ，その病態を維持するのか，といった病因に関する議論に資するエビデンスは，まだ明らかにされていない。

自己治療仮説を支持する他のエビデンス

多くの精神薬理学的研究が，感情に関連する症状を軽減することが再発予防に有効であることを明らかにしている。情動安定化効果を持つ非定型抗精神病薬による薬物療法は，長期的な治療予後を改善し，併存する精神病症状の減少や社会的機能の向上につながるという報告がある[73]。さらに最近では，いくつかの抗うつ薬による薬物療法が，薬物とアルコールの使用量を減少させることも報告されている[74]。

自己治療仮説に否定的な知見

多くの研究知見が自己治療仮説の妥当性を支持しているものの，乱用物質の選択と心理学的変数との関連に懐疑的な報告をしている研究もないわけではない[75]。とはいえ，そのような研究の多くは方法論上の問題を抱えている。実際，自己治療仮説における心理学的側面を評価する際に，不適切な方法で行っている研究が少なくない。自己治療仮説は，感情的な症状との関連に注目した概念であって，決して精神医学的診断との関連だけにかぎったものではない。たとえば，ブルネット Brunett らは，物質使用障害患者では，併存する統合失調症の重症度と物質使用の重症度とのあいだには有意な関連が見られなかったが，その一方で，物質使用の重症度と抑うつ症状の重症度とのあいだには有意な関連が見られることを明らかにしている[76]。最近，ヘンウッド Henwood とパジェット Padgett は，自己治療仮説は，主観的な感情的苦痛を指標として検討するときに最も妥当な結果を出すものであり，精神医学的診断や不適切な心理学的アセスメントでは十分に妥当な結果とはならないと指摘している[77]。さらにマッカーシー McCarthy らは，うつ症状の存在が将来における中枢刺激薬の使用に関する予測因子であるとしながら

も，その一方でうつ病という精神医学的診断は予測因子にはならないことを明らかにしている[78]。

本書全体を通して，私たちは精神障害と物質使用障害の関係といった観点から議論を進めている。自己治療的に感情調節を試みる物質乱用者の多くは，とりたてて何らかの精神障害が併存するとは診断されないはずであり，その点は注意する必要がある。また，精緻な研究デザインを持つ大規模研究の多くが，感情の安定性があり，他の精神病理学的症状を伴わない物質乱用者を対象としており，当然ながらそのような研究の対象者は，私たちが治療対象としている物質乱用者と比べると，感情調節不全を示す人の割合は明らかに少ないといえるであろう。

今後の研究

ここまで述べてきたように，自己治療仮説を支持するエビデンスは数多く存在するが，それにもかかわらず，今後，さらに精緻な研究デザインと方法論にもとづく研究が必要とされている。その第一の理由は，これまでの自己治療仮説に関して行われてきた研究の大半は，後方視的な手法で情報収集がなされたものであり，その結果は単に横断的な関連を示しただけにすぎない（すなわち，得られた知見がそのまま因果関係を意味するわけではない），ということである。たとえば，コカイン依存症患者における重篤なうつ症状に関する知見は，健常対照群に比べた場合，少なくとも次の2つの可能性を示唆する。(1) 抑うつ症状がコカイン依存症につながった，(2) 抑うつ症状は慢性的なコカイン使用の結果である。将来的には研究の方向性としては，物質依存症の発症もしくは再発のプロセスに焦点を合わせ，感情調節不全だけでなく，自尊心の問題のような自己調節機能不全，セルフケア機能，関係性などの要因と依存症との関係を検討することが役立つであろう。

精緻な研究がいっそう必要とされる第二の理由は，感情調節不全が物

質依存症の特徴のひとつであるならば，物質依存症における感情調節機能の役割を探る研究が徹底的になされれば，私たちの仮説をさらに掘り下げ，深めていくことができるはずである。感情状態を測定するための遂行課題，ないしアセスメントツール（自己治療仮説の構成概念など）を用いれば，これまで得られた研究知見をさらに拡張できる可能性がある。ただし，アセスメントツールは，意識的な機制に焦点を合わせるものであってはならない。自己治療仮説は，人が意識的に自らの気分をよくする物質を求めるプロセスを意味するものではない。自分に合った依存性物質の探索と発見は，むしろもっと微妙かつ予期しないものなのである。また，調査に用いるツールは，気分障害に伴う数々の症状（例：不眠など）のように，自己治療仮説における自己調節不全に必須とはいえない症状に焦点を合わせたものであってはならない。

　感情調節不全に対する自己治療の研究は，多くの理由から困難を伴うものである。たとえば，ある人が自分の好みではない物質を使用したのは，たまたまその物質が入手しやすく，十分とはいえないものの，多少とも効き目があったからかもしれない。また，複数の物質を好む人もいるであろう。同様に，生じる感情にも複数の種類がある可能性もある。調節不全の対象とする感情の性質は，時間とともに変化し，同じように対処のために選択する物質も変化する可能性がある。ここで思い起こしてほしいのは，さまざまな感情状態に対処するために長期にわたってさまざまな物質を用いていた物質依存症者，典型的には，第2章で紹介した症例ドナルドのような人のことである。それから，中毒もしくは離脱の症状を呈している人を研究対象としてしまうと，物質を摂取していない状態における感情のありようが正確に評価できなくなってしまう可能性がある。研究は，物質使用をまだ始めていない人，もしくは，長期にわたって断酒・断薬を継続している人のいずれかにおいて行われるべきである。

物質乱用・依存を専門とする臨床家であれば，物質乱用・依存患者の多くが，さまざまな葛藤やつらい記憶，さまざまなフラストレーション，そして誰にも理解してもらえない感情的苦痛といったものに満ちた過去を抱えていることを，十分に理解しているはずである。自己治療仮説は，30年前に臨床現場のなかから生まれたものであり，そのような過去の苦痛に満ちた経験と，現在における物質使用・乱用とを意味あるかたちで結びつける概念である。本章で述べたように，さまざまな研究知見の多くは，自己治療仮説を支持するものである。しかし重要なのは，仮説の真偽ではなく，この仮説をいかにして治療に生かすかである。私たちは，物質依存症に対する治療は──それが心理療法であれ，薬物療法であれ──，物質依存症患者が抱えている心理的特徴を改善もしくは改変し，感情的苦痛を軽減したり，感情的に対する防衛を緩和したりすることを標的としなければならないと考えている。

第5章

依存症理解のための背景とモデルに関する概説

　本書において，私たちは，依存性物質が誰にとっても魅力的なものであるとはかぎらない，ということをさまざまな点から強調している。たとえば，コカインによって強い高揚感を得る人もいれば，不快な気分になってしまう人もいる。とはいえ，なぜ依存性物質に魅力を感じやすい人とそうでない人がいるのか，という疑問を抱く人もいるかもしれない。その答えは，依存症というものはしかるべき背景をもって生じてくる，という事実を見れば自ずと明らかであろう。その背景を主に遺伝的・生物学的なものと考える人もいれば，主として社会的もしくは環境的なものと考える人，あるいは心理学的なものと考える人もいる。依存症の発症を決定するのは，これらのさまざまな次元におよび背景要因の相互作用によると理解すべきであろう。

　現代精神医学における臨床実践の最良のものは，依存症をはじめとするさまざまな精神障害を多次元的に捉える視点，すなわち，「生物－心理－社会」的視点と呼ばれるものである。実際には，精神科の公式の診断概要である，『精神障害の診断と統計のための手引き 第4版改訂版（Diagnostic and Statistical Manual of Mental Disorders: DSM-IV-TR）』[1] では，「物質依存（＝物質依存症）」は，中毒や離脱といった生理学的依存の症状を呈するだけでなく，物質を使用することによってその人の心身の健康，ならびに対人関係や社会的関係に有害な影響をおよ

ぼす障害と定義されている。

　本書において，私たちは，特に心理学的背景の重要性を強調しているが，その理由は，それが物質依存症の発症に与える影響の重大性にもかかわらず，これまでほとんど関心を払われてこなかったからである。本章では，自己治療仮説以外のもので，これまで病態の理解と治療実践のために用いられてきた依存症発症の理論モデルをとりあげ，簡単に検討したい。

依存症の背景

　生物学的手法による初期の依存症研究のひとつとして，アルコール依存症発症における遺伝の役割を検討する研究がある。臨床的観察にもとづく，依存症を「遺伝性的疾患」とする考え方は，精神障害発症に関する「遺伝か環境か」という，古くからある議論を引き起こしてきた。この嘆かわしい意見の分裂は，これまで数多くの精神障害に関して繰り返されてきたものであり，物質使用障害についても例外ではなかった。

　双生児研究は，遺伝と環境双方の影響を検討するうえでは有用な研究手法である。とりわけ生みの親と離れて別々に育てられた一卵性双生児を対象とする研究にはその点で重要な意義がある。依存症の発症が完全に遺伝的要因で決定されるのであれば，双子のうちの一方がアルコール依存症を発症したら，もう一方の双子も100％依存症を発症するはずである。しかし双生児研究が明らかにしたのは，両方の双子がアルコール依存症を発症する確率は50％である，という事実であった[2]。この確率は，一般人口における発症率よりははるかに高く，遺伝的な要因の影響を示唆するものの，社会的因子と心理学的因子からなる環境的要因の役割を100％否定するものではない。あるいは，これら複数の要因のいくつかが依存症罹患リスクを高める一方で，別の要因は罹患に対する保護的な働きをしている，という可能性もあろう。

遺伝的要因の果たす役割が無視できないとしても，そもそもどのような特性が遺伝しているのか，という疑問が残る。アルコールや薬物に対する脳の反応性が異なるのだろうか？　あるいは，生来性の気質的特徴により，依存性物質を通常よりも魅力的に感じる傾向があるのだろうか？　実際のところ，先行研究では，これら2つの疑問のいずれをも支持する知見が明らかにされている。たとえば，アルコール依存症者から生まれた子どもたちはセロトニン欠乏症を呈している可能性がある，という報告がある[3]。同様にして，感情的反応のパターンといった気質的特徴についても，物質使用障害の発症に関連している可能性を示唆する研究もある[4]。物質使用障害に関する遺伝学的な研究は今後も大きな発展が期待される領域ではあるが，最近では，遺伝的要因と環境的要因の双方をうまく捉えた，統合的な視点からの研究も行われつつある。最近，米国国立アルコール問題研究所（National Institute on Alcohol Abuse and Alcoholism: NIAAA）は，幼少期に性的暴力被害に遭遇した少女を対象とした研究から，ストレスに対する身体的反応を調整する酵素に注目し，その酵素の生成に関わる遺伝子が変異型で活性が低い場合には，高活性の変異型を持つ場合に比べて，アルコール依存症を発症する可能性が高い，という報告をしている[5]。

第12章では，依存症の発症に関して脳が与える影響について改めてとりあげるつもりである。しかし，いずれにしても，生物－心理－社会学的視点という現代的な水準でいえば，依存症に対する罹患脆弱性は，個体が持つ生物学的要因と，以下で概説する環境的な要因との相互作用によって決定づけられると理解すべきであろう。

社会的および経済的な背景，あるいは，周囲の環境や依存性物質の入手しやすさといった問題は，物質使用障害の発症を考えるうえで無視できない要因である。物質使用障害の発生率が，貧困と抑圧にあえぐ少数民族，あるいは，変化の激しい社会情勢や拡大する社会不安のなかで暮らす住民のあいだで際だって高いのは，よく知られている事実である。

しかしその一方で，富や特権といった利点が依存症罹患に対してつねに保護的に作用するともかぎらない。それどころか，時間と金は依存症罹患リスクを高めるという指摘もある。メディアは，それこそ毎日のように，金持ちや有名人が依存性物質の影響下でおよんだ異常な行動について報道している。作家や芸能人といった特別な才能を持つ人のあいだで，依存症の発症率が著しく高いように感じられるのは，決して偶然とはいえない。事実，7人のノーベル文学賞受賞者のうち5人までがアルコール依存症に罹患していたと指摘する研究者もいる[6]。それは執筆という作業，あるいは作家自身の生き方に何らかの関係があるのだろうか？ きわめてサンプル数の少ない研究ではあるが，作家におけるアルコール依存症罹患率は一般人口の3～6倍も高いといわれている。この場合，親や仲間といった存在は，保護因子にもなりうるし，危険因子にもなりうる。たとえば，家族のなかで依存性物質を使用する人の多さは，その子どもたちの将来における物質使用を予測するという報告がある[7]。また別の研究は，友人の物質使用もしくは不使用が，その人の使用もしくは不使用に大きな影響を与えることを証明している[8]。

依存性物質の乱用によって引き起こされるさまざまな不幸な事件，あるいは私的な場面での逸脱行動が，世間をにぎわせたり，記事になったりしている。そのことからもわかるように，有名な運動選手や政治家であっても，依存症に対する罹患脆弱性の高い人はいくらでもいると考えなければならない。また，苦難，社会的混乱，および暴力多発地域といった環境は，物質使用障害発症の温床となる。本書がとりあげている問題の範囲を超えているのでこれ以上は深入りしないが，依存症が持つこうした側面は，それだけでも一冊の本のテーマとなるほどである。同様に，やはり本書ではあえては取り上げないが，スピリチュアルな問題が依存症という長期にわたる苦痛を引き起こしているという考えについても，依存症臨床の現場では古くから指摘されてきた。

精神力動的志向性の精神科医のなかには，偉大な英国の精神分析家ド

ナルト・ウィニコット Donald Winnicott の研究を援用して,「『ほどほどによい母親』の存在こそが,自らに対して満足した,安全保障感を発達させるための基礎になる」と主張する研究者がいる[9]。しかしその一方で,「ほどほどによい母親」が存在する環境など不可能といわざるをえない地域があることも事実である。幼少期を暴力的で,秩序の崩壊した社会のなかですごせば,幸福や安全保障感など到底手に入れることなどできず,成人した後の人生において慢性的な不安を抱えるはめになってしまう。そして案の定,そのような背景を持つ人は,過酷な環境がたえまなく植えつける苦悩に対処するために,依存性物質に手をだすことになるわけである。本書全体を通して説明しているように,その人がどのような生活水準にあろうとも,依存症や嗜癖行動の中心には苦痛が存在している。私たちの臨床経験を振り返っても,依存症を抱える人はほとんどつねに,さまざまな理由から深刻な苦悩に対処することを余儀なくされており,その苦悩こそが,人を依存症へと傾斜させていく主たる要因となっている。さらに,貧困や環境的困難の苦悩は依存症罹患脆弱性を高めるが,だからといって,裕福さや特権もまた依存症罹患から保護してくれるわけではない。

　依存症発症に関するもうひとつのきわめて重要な背景は,臨床的要因である。精神障害を抱える人たちのあいだでは,物質使用障害への罹患率が一般人口に比べて有意に高い。もちろん,その精神医学的状態の違いによって罹患率にはさまざまな高低がある。たとえば,双極性障害,外傷後ストレス障害（post-traumatic stress disorder: PTSD）,および統合失調症は,物質使用障害の併存率が非常に高く,なかでもニコチン依存症の併存率は突出して高い。それらの精神障害を抱える人は,精神障害がもたらす症状に非常に苦しんでおり,私たちが理解しているところでは,彼らは,依存性物質を使用することでいくばくかの慰安を得ようと試みているのである。その機制については,第7章でさらに詳細に述べるつもりである。

依存症理解のためのモデル

　古典的なものであれ現代のものであれ，条件づけモデルは，いずれも依存症という現象を研究するうえで優れたモデルとして広く知られている。現代のように神経画像技術が発達する以前においては，ある薬物に「依存性がある」と決定するのは，動物モデルを用いた実験において，その薬物が報酬効果による強化をもたらす性質を確認することによってであった。こうした視点にもとづいて，研究者は，実験室の条件下で水と食物の摂取を除いてしまうと，ラットは死ぬまで依存性の薬物を自己投与する，という実験結果にもとづいて，依存症の病態を説明した。その後，依存症に関する神経生物学的な知見が蓄積されるにつれて，内因性の神経化学伝達物質，なかでもドパミン系の神経回路が，依存性物質が持つ強力な報酬効果に重要な役割を果たしていることが明らかにされていった[10]。

　しかし，条件づけ理論は，わかりやすく実験モデルに適しているものの，その一方で，この理論だけで人間における複雑な依存症を説明しようとすると，極端に還元主義的な考え方へと陥ってしまう危険があるのもまた事実である。『ラット園年代記 The Rat Park Chronicle』という本において著者らは，隔離された（すなわち，檻に入れられた）ラットは，より自然な環境といえるコロニーに住まわせたラットと比べると，16倍にもおよぶ大量のモルヒネを消費することを見出した[11]。最近では，従属的なマカクザルと支配的なマカクザルが一緒に収容されると，従属的なサルのほうが有意に多くのコカインを消費することが明らかにされた。この実験では，支配的なサルを従属的なサルたちと離して個別に収容しても，コカインの消費量に変化が見られなかったことも確認されている[12]。これらの結果は，制限的条件下に置かれた「あまり幸せでない」動物が，制限的条件下に置かれていない動物に比べて，依

存性物質により強い魅力を感じる傾向（あるいは，条件づけの用語を用いれば，より強化的な傾向にある）があることを示唆している。以上を踏まえれば，依存性物質が強化因子としての報酬効果を持っていたとしても，その物質が持つ強化因子としての性質を軽減したり増幅したりする，環境的条件というものの役割を無視することはできない。

　すでに述べたように，神経科学者は，認知的パラダイムにもとづいて，依存症発症の生物学的モデルを発展させてきた。最近になって，米国のケーブルテレビ放送局ホーム・ボックス・オフィス（Home Box Office: HBO）は，米国国立アルコール問題研究所（NIAAA）および米国国立薬物乱用研究所（National Institute on Drug Abuse: NIDA）との共同プロジェクトとして，『アディクション Addictions』という野心的で，説得力のあるドキュメンタリー番組を放映した。そのドキュメンタリー番組を観れば，学習理論や条件づけの理論が，依存症の病因を説明するうえでいまだに重要な位置を占めていることがわかるであろう。その番組は，現代の神経画像研究の手法を用いて，脳のどの部位に依存性の薬物が作用するのかを探求するところから始まり，最終的に科学者が，薬物がいかに脳に無視できない影響を与えるのかを説明する，という構成になっていた。

　なるほど，その番組の内容は，条件づけおよび学習理論を大いに活用して，依存症が脳内の「報酬経路」に関連した「脳の病気」であることを印象づけるのには成功していた。しかし，このような方法を用いて単に依存性物質や嗜癖行動がいかに脳を変化させるかを説明するだけでは，視聴者に，物質がそれを用いる人にどのような主観的な影響を及ぼすのか，そしてその人が，依存症の発症に促進的に作用する，どのような苦痛や苦悩を抱えているのかを伝えることはできない。もちろん，そのドキュメンタリー番組では，物質依存症患者の1人が，インタビューに答えるかたちで，依存症発症以前にその人を取り巻いていた状況や感情，あるいは依存症発症当時や再発時に起こった私的な出来事や不幸の

悲惨さ，さらには，依存症が自身の人生をいかに苦悩に満ちたものにしてしまったかを語ってはいた。それでも，そのドキュメンタリーを監修した専門家の多くが，物質使用障害に関連した苦痛な精神状態について広く研究し，その成果を発表してきた，当代一流の臨床家と研究者であることを考えると，内容としては不十分なものであったといわざるを得なかった。やはり「報酬」と「快楽」という2つの概念だけでは不足である。そうではなく，「苦痛の軽減」という依存症のもうひとつの側面を重視する概念と対比させることで，バランスをとらなければならない。人が依存症に罹患するのは，依存性物質の快楽がもたらす報酬だけでなく，苦痛の軽減という報酬にもよることがある，ということを理解しておく必要があろう。

　精神力動学的理論を援用しつつも現代精神医学の原則を指針とした心理学的モデルは，依存症の発症や再発の背景にある心理学的要因の本質を理解するうえで，心理機制が持つ豊かさと意義について多くのことを教えてくれる。この精神力動学的モデルは，精神分析理論と実践から生まれたものであり，簡単にいうと，心的構造とその内容，そして心的プロセスに焦点を合わせたものである。フロイトによって創始された初期の精神力動学的モデルは，階層化された精神内界のスキーマを提唱するとともに，無意識的過程，抑圧，ならびに本能的欲動を重視していた。今日では広く知られているように，初期の依存症理論では，依存性物質の摂取や嗜癖行動は，無意識的な破壊的衝動や快楽希求的衝動を象徴する行動として捉えられていたように思われる[13]。依存症者の攻撃性やうつ状態といった問題を十分に理解している分析家は皆無ではなかったものの[14]，それでもなお，20世紀初頭から今日に至るまで，初期に提唱された快楽希求と自己破壊の衝動という視点が，依然としてこの分野における有力な見解であったのは，何とも遺憾なことである。

　一方，現代における精神力動的理論では，心的構造，感情生活，自己感覚，および人間関係における発達論的欠損が重視されるようになって

いる[15]。その理論は心理学的要因の本質をより適切に説明することを目的としたものであり，私たちの同僚はそれを「入れ物」と「中身」にたとえている[16]。つまり，その「入れ物」とは心的構造（自我の構造や特徴的な防衛機制のパターンなど）を意味し，「中身」とは思考（意識および潜在意識），感情，精神状態などを意味している。このことは，依存性物質が，「中身」の性質や強度に影響を与えるだけでなく，「入れ物」の性質にも影響を与えることを示している。心的構造（もしくは自我）の主要な機能のひとつとして，私たちの衝動，感情，思考プロセス，および行動を調節することがあげられる。そこには，過度に調節されている人もいれば，十分に調節されていない人もいる。

　本書の後半でさらに詳細に述べることになるが，依存性物質は，感情に作用してそれを変化させ，あるいは改善し，さらに感情の表出を可能とする。そのような変化は，依存性物質が感情や自己感覚に影響を与えることによって実現されている。他方で，依存性物質は，感情や自己感覚を調節する構造や防衛機制のパターンに影響を与えることもある。新しい精神分析的な考え方では，依存症がはらむ，援助者を悩ませ，反復的かつ自己破壊的な特徴については，寄る辺なさ，体験の断片化，無力感，解離，および人間関係障害といった観点から論じられるようになっている[17]。私たちが尊敬してやまない英国の同僚は，伝統的な精神力動的見解を支持しつつも，感情調節と愛着の障害，および不安定な自己愛からなる心理的脆弱性こそが，人を物質使用障害へと傾かせる要因であると主張している[18]。

修正精神力動モデル

　私たちは，現代精神医学的観点から修正した精神力動的モデルを開発し，それを自分たちの指針としてきた。このモデルは，依存症に対する罹患脆弱性を理解することを目的として開発されたものである。前章で

述べたように，依存症になりやすい人は自分の感情を十分に認識したり，受け入れたり，あるいは表現したりせず，自尊心，人間関係，およびセルフケアといった問題に苦しむ傾向がある。私たちは，こうした特徴を考慮して治療を進めていくには，修正精神力動的アプローチを開発する必要があると考えたわけである。

　私たちが提唱する精神力動モデルは，ナラティブ（患者が語る主観的な物語）を尊重する伝統的な手法による研究，もしくは事例研究を通じて開発されたものである。そのモデルは，物質依存症患者の内界，外界に対する適応状態，それから，内的・外的な要因がいかにして彼らの依存症に対する罹患脆弱性を高めているのか，といった点について，数多くの情報を提供してくれる。

　修正精神力動的アプローチにおいては，臨床家は，従来の精神分析的な臨床家よりも友好的かつ支持的で，対等に対話をする関係性を構築する。次の文章は，以前，ある出版物に書いたものからの引用である。「このアプローチは，患者の内的生活を知るうえで優れた方法であり，ごく自然な流れのなかでその人らしい感情体験や感情表現のあり方を明らかにすることができる。患者は強烈な苦悩や自らの感情に対するとまどい，あるいは感情を切り離して感じないようにしていることを明らかにすることがあるし，隠すこともある。しかし私たちの手法を用いれば，こうした患者特有の防衛と回避のパターンを明らかにすることができる。私たちは患者に積極的にかかわりあい，治療同盟を築くようにしている。そして，そのような関係のなかで，彼らが無意識のうちに行っている苦悩，防衛，回避，および感情の切り離しが，彼らが好んで使用する依存性物質の薬理作用とのあいだでどのような相互作用をもたらしているのかについて，理解を深めるようにしている。この修正精神力動的アプローチは，患者の生活においてなぜ乱用物質がかくも抗しがたい魅力を持っているのかについて，豊富で幅広い臨床的情報をもたらしてくれるのである」[19]。

私たちは，臨床的課題の解決や治療方針を決定する際に，科学的な方法論にもとづいて得られた実証的なデータに重きを置く，「エビデンスにもとづいた」精神医学の時代に生きている。残念なのは，少なくない人が，エビデンスにもとづいた治療アプローチは，私たちが実践してするナラティブにもとづいた，もしくは事例研究的な治療アプローチとはまったく相容れないもの，と考えていることである。しかし，決してそのようなことはない。前者は，依存症に関する貴重なデータをもたらし，後者は，依存症に関する重要な事実をもたらしてくれる。

　むしろ私たちは次のように考えている。この2つのアプローチは相互排除的なものとしてではなく，相補的なかたちで用いられる必要がある。そうすることによって，依存症を抱える人の苦悩が何に由来し，何が彼らをして依存症へと向かわせているのかを探求し，理解することができる，と。

第 6 章

苦痛と自己治療

背　景

　1985 年に自己治療仮説に関する論文を初めて執筆した当時[1]，私たちは主にヘロインとコカインの依存症患者をとりあげて自説を展開していた。これは，私たちのうちの一人（E・J・カンツィアン）が，それまでの 15 年間の依存症臨床のなかで，1960 年代と 1970 年代におけるヘロイン乱用の流行期に遭遇し，その後，1980 年代におけるコカイン乱用の流行期にも遭遇したこと，そして，そのいずれの時期においても，主として若い薬物依存症患者の治療に携わってきた経験が基礎となっている。したがって，自己治療仮説に関する最初の論文には，15 年間の臨床経験を通じて，この 2 つの薬物の依存症について学んだことのすべてを注ぎ込んだといってよいであろう。当時，私たちは，多くの若い薬物依存症患者の治療を行っていたが，残念なことに，薬物依存症のせいで命を落とした若者は決して少ない数ではなかった。こうした状況を目の当たりにするなかで，私たち薬物依存症治療の専門家は，かくも多くの人たちがヘロインやコカインといった薬物の犠牲者となっている事態に驚くとともに，その原因を緊急に解明する必要性を痛感していた。

当時はまさに社会全体が大きく動揺していた時期であった。ベトナムではまだ戦争がつづいていた。副大統領につづいて大統領までもが辞任を余儀なくされるなど、政治的緊張が高まるなかで、全米各地で途方もない数のデモが展開されていた。そして、国内では薬物汚染が日を追って拡大しており、その結果として、多くの人たちが薬物依存症に罹患した。こうした現象の原因が、社会の側にあるのか、それとも個人の側にあるのか、はたまたその双方の相互作用によるものであるか……などと、さまざまな議論も湧き起こった。個人の疎外状況が原因であると指摘する研究者もいれば、経済格差や社会的不平等を問題であると唱える研究者もいた。また、基礎科学の研究者は、脳内の神経伝達物質や、動物モデルにおける依存性物質の強化メカニズムについて研究していたし、精神科臨床医は、薬物依存症の診断に関する研究に着手しようとしていた。さらに、精神分析を専門とする研究者の場合には、発達論的および精神力動論的な視点から、依存症発症に影響をおよぼす要因に関する検討を行っていた。私たちの同僚のなかには、精神医学と精神力動的なアプローチとを組み合わせ、どのような心理学的および精神医学的な問題が依存症の発症に影響を与えるのかを検討をする人もいた。このように、一般の精神科医と精神分析医とが協働して研究会議を開催し、薬物依存症に関する理解を共有する作業は、当時、米国国立薬物乱用研究所（National Institute on Drug Abuse: NIDA）によってさかんに推奨されていた試みであった[2]。

　マサチューセッツ州ケンブリッジにおいて、私たちは、多数のヘロイン依存症患者の治療を開始するとともに、それらの患者を対象としてさまざまな臨床研究に着手した[注3]。そして1970年、私たちは、長時間作用型オピエートであるメサドンを、短時間作用型オピエートであるヘロ

注3) 当時の依存症理解をめぐる歴史的背景に関心のある読者は、E・J・カンツィアンが受けたインタビューの記事、『グループ療法をふりかえる Reflection on Group Therapy』（Journal of Groups in Addiction & Recovery, 1(2): 15-32, 2006）を読むとよいだろう。

インの代わりに用いる，メサドン置換漸減療法プログラムを確立した。このプログラムでは，併行して個人カウンセリングとグループカウンセリングと組み合わせた治療も行われており，他に効果的な治療方法がほとんどなかった当時としては，薬物依存症に罹患している人に希望を与える治療プログラムといえた。まもなく同じような治療プログラムが全米各地で行われるようになり，その結果，各地の治療施設をフィールドとして薬物依存症に関する臨床研究を行うことが可能となった（それ以前は，依存症患者の研究の大半は，ケンタッキー州レキシントンにある連邦政府直属の刑務所や病院で行われていた）。

　私たちのうちの一人（E・J・カンツィアン）は，当時はまだ精神分析のトレーニング中の立場であり，その課題のひとつとして，「あのヘロイン中毒の奴ら」に対する陰性感情（精神分析家は，患者に対してそのような否定的な感情を抱くことを「逆転移」と呼んでいる）を克服することが求められている時期であった。実のところ，彼らとかかわり，その治療を行うようになるには，私たちは何よりもまず，「依存症者とは（たとえ本人はそのようなことは意識していないとしても）社会にとって危険かつ有害な存在である」という自分自身の内なる偏見を克服しなければならない。幸いにも，私たちが受けてきた精神医学と精神分析のトレーニングは，患者だけでなく私たちにとっても有益なものであった。というのも，診察のなかで家族背景や社会的背景はもとより，精神医学的問題や発達上の問題など，きわめて広範なアセスメントを行うなかで，そうした患者がいかに深刻な苦悩——とりわけ，崩壊した家庭や暴力に満ちた生育環境，彼らが抱えている強度の感情的苦痛，さらには不十分な行動制御能力——を抱えているのかを理解できるようになったからである。

　自らの臨床スタイルである精神力動的な考え方にしたがって患者のアセスメントをするうちに，私たちは，ヘロイン依存症患者の生活においてオピエートがどのような役割を持っているのか，といった問題につい

て検討するようになった。その結果，私たちは，オピエートが鎮痛剤であることから，あるいはその薬物は心理的な「痛み」を治療しているのかもしれないと考えるに至ったのである。この考えは，最初のうちは漠然とした印象に過ぎなかったが，患者一人ひとりについて詳細に調べてみたところ，私たちはただちに，患者の大多数が，依存症に罹患する以前から現在まで，耐えがたいほどの強烈な，そして暴力的ともいえるほどの怒りの感情を抱えていることを見出した。具体的にいうと，私たちが，「ヘロインを初めて使用したとき，どのような効果を感じましたか？」と質問すると，患者の大半は同じような回答をした。すなわち，「自分はふつうである，何も苦しくないと感じさせてくれた」とか，「気分が落ち着いた。怒りを消してくれた。そのおかげですべきことができるようになって，前に進むことができた」という回答だったのである。ヘロインを摂取することで相殺されたかのような見えた感情には，怒りが最も多く，次いで怒りに関連した情動不安や焦燥といったものが多かった。私たちがグループカウンセリングの場面で観察を行うと，メサドンを服用して安定しているときには，いずれの患者も，患者同士やグループの司会者とのやりとりに際して非常に控えめであり，それほど怒りの表出もなく，荒々しい口調で発言することもなかった。こうした状況は，後にサボクソン（Suboxone: ブプレノルフィンという力価の弱いオピエートと，ナロキソンというオピエート拮抗薬との合剤）が治療に導入されるようになってからも，まったく変わらなかった。

　もしも私たちが怒りの感情の尺度として乱暴な言葉遣いの指標を作り，投与するメサドン量を増減するスケジュールに合わせて継時的を追跡していったならば，患者に投与されるメサドン量が多くなって精神状態が安定するにつれて，彼らの乱暴かつ罵倒するような発言は少なくなっていったであろう。メサドンはオピエートの一種であり，その身体的ならびに精神的影響がヘロインと非常によく似ているが，経口投与される場合には長時間作用型（最高36時間）としての効果を持つため

に，急性中毒を引き起こすことなく，渇望や離脱症状を抑えることができる。

　私たちはすでに，患者の家族背景や社会的背景に関する調査を通じて，あまりにも多くの患者がその生育過程でさまざまな暴力や虐待被害のさらされた経験があることを把握していた。耐えがたい，強烈かつ対処困難な感情（ヘロイン依存症の場合，強烈な怒りの感情）を緩和するために何らかの薬物を用いているのではないか。私たちがこの初期の研究から得た見解のなかには，早くも自己治療仮説概念の萌芽が現われていたわけである。

アイデアの進化

　すでに触れたように，現代の精神分析を背景に持つ研究者のなかには，最初は独自に，その後は私たちと協力して，20世紀後半において生じた薬物乱用問題の精神力動を理解しようと努めた人がいた。オピエート依存症者がオピエートを用いることで解放されようとする，耐えがたい激しい怒りや苦痛，恥辱感，あるいは孤独感を強調する研究者もいたし[3]，感情的苦痛を認識すること，そしてそれに耐えることに何らかの障害があるのではないか，と考えた研究者もいた[4]。

　物質依存症者個々人に特有な感情的苦痛に対処するために，それぞれに異なるタイプの物質を好むようになることを示唆するような用語を使う研究者もいた。そのような用語のひとつとして，青年期の物質乱用者の治療に携わっていた2人の精神分析家によって導入された，「薬物選択 choice of drugs」[5]というものがあった。また，アンフェタミン乱用者とヘロイン乱用者との心理的背景の相違を明確にするために，「優先的使用薬物 preferential use of drugs」[6]といった用語が使われることもあった。そのようななかで私たちは，「自己選択 self-selection」[7]という用語を採用し，人によって異なる薬物に惹きつけられる原因とそ

のプロセスを明らかにしようと試みた。ある2人の心理学者は、コカイン依存症者の集団を対象とした集中的な調査を行い、私たちと同様の結論を得るに至ったが、その検討過程では「コミットメント薬物 drug of commitment」[8]という表現を用いていた。私たちが、「依存症罹患のリスクを抱えた人はいかにしてその心理的苦悩を自己治療するのか、そして、その個別的な苦悩を軽減するために、いかにして特定の薬物を選択するのか」といった議論を始めた背景には、このような研究の動向と知見の蓄積があったわけである。

なぜある種の人は物質使用障害になりやすいのか？

　自分の感情をうまく認識できなかったり、自分の感情を受け入れることに抵抗感を覚えたり、自分に対する信頼感が揺らぐ経験をしたり、人間関係のなかで葛藤を感じたり、セルフケアを怠ったりする人は少なくない。そして、そうした人たちのなかには、依存性物質を乱用したり、嗜癖行動を繰り返したりする人がかなりの割合で含まれている。しかし、それにもかかわらず、そうした人の大半は依存症に罹患することなく過ごしている。それはなぜであろうか？
　すでに述べたように、依存症になる人とならない人の違いは、心理的、社会的、および生物学的といったさまざまな次元において存在し、その様相はきわめて複雑である。私たちは、それらのなかでも特に見落とされがちなことを最も重視している。それは、依存症罹患リスクの高い人が日頃から体験している苦痛がどの程度の強さなのか、といったことである。彼らが抱えている感情的苦痛、自尊心、人間関係の葛藤といった問題のうちのいずれか、もしくはそれらのうちの複数とともに、セルフケアの欠如が生活のさまざまな状況に広く認められると、セルフコントロールは著しく困難なものとなる。いい換えれば、それらの問題が重複して存在すると、依存性物質への耽溺が生じやすい、有害な状況を準備してしまうわけである。以上に加えて、感情的苦痛に耐えるの

に必要な能力（すなわち，自我能力）——これは生育過程における環境要因，生来性の気質，および遺伝的・体質的要因によって規定される——が最終的な影響を与える。

　ここから先の各章において，私たちは，外傷後ストレス障害（posttraumatic stress disorder: PTSD），双極性障害，統合失調症，あるいは注意欠如・多動性障害（attention deficit/hyperactivity disorder: ADHD）といった精神障害をもつ患者がいかに物質使用障害への罹患リスクが高いか，といった問題を論じていく（統計学者はすでに，「罹患リスクのオッズ比は一般人口よりもはるかに高い」と指摘している）。その前提として理解しておくべきなのは，これらの精神障害を抱えていることは，それ自体，強い感情的苦痛をもたらすが，同時に，苦痛に耐える能力をも低下させてしまう可能性がある，ということである。

自己治療と薬物選択

　自己治療仮説が主張しているのは，次の2つの事柄である。1つは，人が依存性物質を使用し，それに依存してしまうのは，その物質が持つ，耐えがたい心理的苦痛や苦悩を緩和する効果に起因している，ということであり，もう1つは，人がどのような物質を好み選択するのかは，個々人によってさまざまに異なる，ということである。この後者について補足しておきたい。人がある特定の物質に惹きつけられるという現象は，複数の要因が相互に影響し合った結果として生じるのである。そのような要因には，その物質が持つ薬理作用や心理的効果，その物質を用いる人のパーソナリティ特性（生来的な気質や，環境の影響により後天的に獲得した行動特性），感情的苦痛や内的な不穏状態のありよう，そして，物質の入手しやすさ，といったものがある[9]。

　ここで注意すべきなのは，物質を使用する本人は，あらかじめその物質に「依存する」ことを意図しているわけではない，という点である。つまり，人は決してオピエートやコカインといった物質に「依存する」

ことを選択しているわけではない。むしろ人は，さまざまな物質を試す過程で，たまたまある特定の物質が特別の慰めや苦痛の緩和，あるいは気分の高揚といった効果を持っていることを発見し，結果として，物質に特別の魅力を感じるようになる。もちろん，複数の物質を使用する人もいないわけではないが（意外に多いのが，その直前に用いた物質の「望ましくない効果」に対処するという，いささか曲芸めいた行為として），その大半は，尋ねられればある最も好きな物質を1つだけ答えてくれるはずである。私たちの臨床経験では，そのように好みの物質が存在すること自体，何らかの感情的もしくは心理的苦痛が存在することを示している。とりわけ強いこだわりやとらわれが認められる場合には，乱用される物質によってその効果の何がどう違うのか，なぜそれほどまでその物質にこだわるのか，といったことをいぶかしく感じるほどである。この問題については後に改めて詳しく検討するつもりだが，いまここで簡単に説明しておくと，そのような苦痛を抱える人が頼みの綱とするようになる（＝依存する）依存性物質には，大きく分けて「オピエート（麻薬もしくは麻薬性鎮痛薬）」「中枢抑制薬」「中枢刺激薬」の3種類がある。

オピエート
　麻薬もしくは麻薬性鎮痛薬に分類されるオピエートには，ヘロイン，モルヒネ，メサドン，パーコセット，パーコダン，ジラウジッド，オキシコンチン，オキシコドンといった薬物がある。これらの薬物の多くは，医学的治療や外科手術に関連した身体的苦痛を緩和する強力な鎮痛剤として，医療現場で広く使用されている。いずれもきわめて強力な依存性を有し，多くの場合，経静脈的な摂取方法によって使用される（一部，経口摂取されたり，経鼻的に吸引されたり，加熱吸煙によって経気道的に摂取されたりすることもある）。ヘロインについては，医療目的での使用は認可されておらず，密売人によって非合法的に売買されてい

るが，その他の種類のオピエートについては，医療用薬剤が不正に横流しされ，乱用者に供給されていることが多い。特に近年問題となっている薬剤供給源は，家庭の薬品戸棚である。ジラウジッドやオキシコドンといったオピエートは，溶解液を経静脈的に摂取したり，錠剤を経口的に摂取したりする方法で使用される。いずれのオピエートについても，強烈な感情を鎮め，気分を落ち着かせる効果がある。私たちが自身の臨床経験から感じてきたのは，激しく荒れ狂う怒りの感情，あるいは焦燥感などを抱える人にとって，これらの薬剤がもたらす強力な鎮静効果はきわめて重要かつ魅力的だということである。

　強烈な怒りの感情や焦燥感を抱える人であれば誰でも，オピエートの持つ，心を鎮め，安堵感をもたらす効果をありがたく思うはずである。強烈な感情というものは，それがどんな種類のものであれ，本人を困惑させ，混乱させるものであり，それどころか，一種の脅威ですらある。問題はそれだけではない。そのような感情は，ともすれば周囲へ伝わってしまいやすい。特に攻撃的な感情が周囲に伝わることは，本人にとって大きな脅威となりうる。というのも，そのような感情を抱えていることが周囲に悟られれば，他者のなかの攻撃性を引き出すという，ありがたくない効果を引き起こし，結果的に，本人がさらに大きな危機に瀕する可能性があるからである。

　また，すでに指摘したように，乱用者のなかには，本人が自分の怒りの感情やいらだちを認めることができない，もしくは，そうした感情を本人が自覚しておらず，その代わりにただ漠然とした不快気分を抱えている，といった感情体験の問題を抱えた人もいる。そのような場合，オピエートを用いると，心の底にある激しい怒りが鎮まり，それに伴って漠然とした不快気分も消失する。その怒りが，漠然とした不快気分として体験されるのであれ，強烈かつ圧倒的なものとした体験であれ，オピエートはあたかも強力な解毒剤のように作用するのである。PTSD，双極性障害，あるいは，ある種のパーソナリティ障害といった精神医学的

状態には，強度の怒りやいらだち，あるいは暴力的な反応がしばしば見られるが，当然，そのような問題を抱えた人は，これらの麻薬性鎮痛剤に惹きつけられる危険性が高い。

　かつて有名なスポーツ選手であり，その後，ロックスターに転身したボブは，PTSDと双極性障害に苦しんでいた。彼は，ささいなことで妻を激しく叱責し，公共の場でもあたりかまわず激昂した。自分の要求が拒絶された場合には，嘲笑的な態度をとったり，激しい怒りを爆発させたりすることも多かった。彼は，ヘロインを用いると，「なぜだか大きな毛布をかけてもらったような」気分になると語った。彼は，ヘロインが効いているあいだは，いついかなる場合でも激しい怒りの感情が消失し，あたかも自分がテディベアにでもなったかのように妻に寛大になれ，ファンのお世辞を快く受け入れたりすることができたという。

中枢抑制薬

　ここに分類される薬物の多くは「トランキライザー（安定剤）」と呼ばれているが，ストリートでは「ダウナーdowner」と，そして医療現場では「鎮静・催眠薬 sedative-hypnotics」と呼ばれている。この，ハイフンで結びつけられた用語こそ，ここに分類される薬物の魅力の手がかりになるだろう。というのも，この薬物は，少量から中等量を使用すれば，気分を落ち着かせ，鎮め，リラックスさせる効果を発揮するし，大量に用いれば，眠気をもたらし，意識を消失させてくれる。

　このカテゴリーの代表的な薬物は，なんといってもアルコールである。アルコールは，私たちの文化はもとより，世界中の多くの文化圏で最も広く普及している依存性物質である。アルコールがこれほど広く使用されている実態を考えると，アルコールの乱用・依存の問題がこの程度でおさまっているのが不思議なほどである。欧米の研究者のなかには，節度ある飲酒は社会的制裁と学習の賜物である，と主張する人もい

る[10]。とはいえ，たとえ社会的に許容されているとしても，その過剰かつ依存的な使用は，ニコチンの使用と並んで，多大な社会経済的損失と医学的弊害をもたらす。

このカテゴリーに分類される薬物としては，他にバルビツレート系睡眠薬とベンゾジアゼピン系薬剤の2つがある。いくつかの例外はあるにしても，ペントバルビタールやセコナールといったバルビツレート系睡眠薬や，クアルード Quaallude（一般名：メタクアロン methaqualone）という商品名のバルビツレート類似薬剤などは，1970年代や1980年代において深刻な乱用を呈したものの，今日ではもはやそれほど流行していない。それらは，ヴァリアムやリブリウムなどを筆頭とする，1950年代に「マイナートランキライザー」という名称で登場したベンゾジアゼピン系薬剤の勢いに完全に追い越されてしまっている。現代では，ザナックス，クロノピン，アチバンといったベンゾジアゼピン系薬剤が広く処方され，代表的なベンゾジアゼピン系薬物となっている。

アルコールやその他の中枢抑制薬が魅力的なのは，それらが緊張や不安を軽減してくれるためである。通常，アルコールはリラックスするための手段として広く用いられており，社交場面では，他者との交流を楽しむうえでの潤滑剤の役目を果たしている。したがって，日頃から不安・緊張が強い人にとっては，アルコールやベンゾジアゼピンなどの薬物は生きるために欠かせないものとなりやすく，それだけに，その使用が過剰になったり，依存症に罹患したりする人もまれではない。情報源は不明であるが，ある精神分析家は，その著書のなかで，「超自我（ないし良心）とは，私たちの内部にある，アルコールに溶けやすい部分である」という言葉を引用し，次のように述べている[11]。「たとえばカクテルパーティーが始まったばかりの時間帯では，招待客の多くは静かな態度で，やや自意識過剰気味に押し黙っているが，パーティー開始から1時間以上を経過すると，どういうわけか誰もが声が大きくなって快

活に話すようになり，無遠慮な態度さえ見られるようになる」と。したがって，慣習や礼儀に神経質な人ほど，社交場面でアルコールを摂取しすぎてしまう可能性があり，このような事態こそが，人が大量のアルコール使用する理由を説明してくれるものかもしれない。

　もっとも，依存症患者の治療をしてきた私たちの立場からすると，アルコール依存症患者が抱える不安・緊張は非常に深刻で，厳格な良心の問題というよりも，親密さや心を開くことへの不快感や抵抗感に由来しているようも思われる。J・R・モーリンガー J.R. Moehringer［訳注：米国のジャーナリスト，作家。2000年にピューリッツァー賞を受賞］が，『優しき酒場 The Tender Bar』という，地元のバーをめぐる自らの半生を描いた自伝のなかで描いたのは，まさにそういった場面であった。そう，早くに疎遠となってしまった父親との再会に際し，アルコールがお互いの罪悪感やぎこちなさを乗り越えることを可能にする，という場面である。この場合，アルコールは，超自我を溶かすというよりも，むしろ自我を溶かすものとして機能している。

　要するに，アルコールやそれと類似の作用を持つ薬物により，人は，いつもの自分であればとてもなしえないような，かりそめの人間同士の触れ合い，温かく親密な交流を実現することができるのである。背景の問題は少し異なるが，以下に提示する症例マイケルでも同じようなパターンを見てとることができるだろう。

　マイケルは，思春期から成人期はじめまで堅苦しく，落ち着きのない性格であった。エンジニアとしての彼は，同僚との専門的，技術的なやりとりにおいて正確かつ几帳面な面を発揮していたが，そのほかの点では，彼自身は自分のことを「孤高主義者の生まれ変わり」と捉えており，友人はもちろんのこと，満足すべき人間関係をほとんど持てずに生きてきたという。

　ある日，彼は，ジュニパーベリー（ヒノキ科の常緑樹。その液果から

抽出された精油はアロマテラピーに用いられる）の花束，氷を砕いてアルコールを注ぐこと，焼けるようなジンが胃のなかに降りていく喜び，そして，アルコールが効いてきたときの彼の反応，ジンをベースにしたカクテルの作り方まで，実にくわしく語ってくれた。彼は，「自由に感じ始めたのです。何かから解き放たれて感じることができるようになったのです。うれしくて，めまいさえ感じました。恥じてもいない，気取ってもいない，自分を抑えることもない。ついに人間という種族の一員になれた気がしました。みんなと同じ，ふつうの人間に，です」と述べた。彼のいうめまいは，私に対して熱心に語る彼の表情にもはっきりと現れていた。それは，堅苦しく，ピリピリした，いつもの彼からは考えられないほど，対照的なものであった。

防衛が弱すぎて怒りの感情が爆発してしまうオピエート依存症患者とは対照的に，マイケルのように堅苦しく不安が強い人の多くは，防衛が強すぎる結果，人間的な温かみや親密さを示すという，ごくあたりまえのことができずに苦しんでいる。前者の場合，オピエートが防御を強化し，感情をコントロールするための薬物として用いられるが，後者の場合，アルコールや他の鎮静薬が防衛を緩め，人とのつながりを実感させる薬物として用いられている。

中枢刺激薬

活動エネルギーが高い人も低い人も，中枢刺激薬の効果に惹きつけられる。中枢刺激薬は，エネルギー水準の高い人をさらに活気づけ，彼らを望む通りの自分にしてくれる。中枢刺激薬はまた，エネルギー水準の低い人を活気づけ，活動性を高め，自分のことを好ましく感じさせてくれる。ADHDを抱える人にとって，中枢刺激薬は，彼を落ち着かせ，集中して何かに取り組むことを可能にしてくれる効果がある。中枢刺激薬には，リタリン Ritalin やアデダラル Adderall ［訳注：いず

れもADHDの治療薬］といった，米国食品医薬品局（Food and Drug Administration: FDA）の認可を受けた医薬品もあるが，その一方で，過去30年間，世界中のストリートで問題となっている，コカインやアンフェタミンといった違法な中枢刺激薬もある。

　コカインは，アンフェタミンと同様，経鼻吸引したり，静脈注射によって用いられる。近年では，コカインの多くは，「フリーベース」と呼ばれる重炭酸塩のかたちで流通しており，「クラック」とか「ロックコカイン」などと通称されている。また，アンフェタミンは，近年になってメタンフェタミンへと取って代わられ［訳注：メタンフェタミンはわが国で流通している覚せい剤そのものである。中枢刺激薬としての力価はアンフェタミンの数十倍強力とされている］，「クリスタルメス」「グラス」あるいは「アイス」と通称されている。主に加熱吸煙［訳注：わが国では「あぶり」と呼ばれている使用方法］のかたちで経気道的に摂取される。このように，ひとくちに中枢刺激薬といってもさまざまなタイプがあるが，それぞれに薬理作用発現までの時間，各薬物の力価，ならびに薬理作用の持続時間といった点で違いがある。

　中枢刺激薬は，うつ病に関連した症状である，意欲の低下，倦怠感・疲労感，および自尊心の低さといったものを克服するのに役立つ。中枢刺激薬を使用することで，うつ症状が緩和され，欲求不満に対する耐性が高まり，自分に自信が持てるようになり，人前で堂々と自己主張ができるようになる。また，倦怠感・疲労感や空虚感も感じなくなり，自己コントロールの感覚をとりもどすことができる[12]。コカインやアンフェタミンの使用者が語る，それらの薬物によってもたらされる「ハイな感じ」とは，実は，抑うつ気分に関連した不快な気分からの解放感を意味している可能性がある。中枢刺激薬を使うと，常日頃から倦怠感や自尊心の低さ，あるいは空虚感といったやっかいな感情を霧散させることができるという事実を発見するには，必ずしもその人がうつ病に罹患していなければならないわけではない。

中枢刺激薬は逆説的な影響をもたらすこともある。たとえば，その薬物は刺激を与え，活動を賦活するだけではなく，逆に，ADHDに罹患している人を鎮静化させ，物事に対する集中力を高める効果もあるのである。

　いずれにしても，こうした状況のすべてにおいて，中枢刺激薬を使用する人は，故意もしくは無意識のうちに，うつ病などに関連した苦痛を自己治療しているわけである。軽躁状態を呈して活動性が亢進している双極性障害患者が，いっそう開放的な気分になりたいと考えて中枢刺激薬を摂取する。それと同じように，エネルギー欠乏感に苛まれ，何事にも意欲を失い，腑抜けのようになって，どうしてよいのかわからなくなっているうつ病患者は，中枢刺激薬を用いることで安堵感を得ることがある。

　ラリーは成功したビジネスマンであった。彼は，その落ち着いた態度とハンサムな顔立ちにもかかわらず，たえず周囲に対する不信感と自信のなさに苛まれていた。彼は，その外見的な魅力とビジネスにおける成功にかかわらず，これまで女性との満足のいく継続的な関係を持ったことがなかった。彼によれば，一人の女性に愛情を感じると，彼なりにその関係を大事にするのだが，ひとたびその女性に対してちょっとしたフラストレーションを感じると，ただそれだけで，女性との関係に嫌気がさし，一方的に関係を解消してしまうらしかった。彼が悲しげな表情でこう語った。「孤独とうつがつづいていても，コカインを使用すれば，自信喪失を克服し，自分のことを魅力的だと感じることができた」と。そんなわけで，彼は，コカインを使っては，自分の要求を満たすために車で女性をナンパしに行く意欲を奮い立たせていたのだという。

　依存性物質が脳内の快楽中枢に作用し，報酬や多幸感をもたらすメカニズムについては，すでに多くのことが論じられているが，これまで私

たちが強調してきたように，人をして物質の使用，乱用，依存へと向かわせる苦悩については，いまだ十分な検討がなされているとはいえない。激しい怒りの感情を抱えている人はオピエートが気持ちを鎮めてくれると感じ，たえず自分を抑えている人はアルコール摂取によって堅苦しい気分を和らげることができる。そして，うつ状態を呈して疲弊しきっている人は，中枢刺激薬を使えば，活動性を高め，気分を高揚させることができるであろう。しばしば見落とされているのは，人を依存症へと突き動かす心理的苦悩の存在である。それからまた，ある人がその薬物を選択した背景には，その薬物を使用すれば少なくとも短期的には苦痛に耐えることができる，あるいは，それがなければ到底耐えられないと感じられるような内的および外的な困難が存在する，という事実も，しばしば見逃されている。

第7章
自己治療，精神障害，および感情的苦痛

　「自己治療」の概念は，薬物乱用に関する理論としては最も直感的なもののひとつである。自己治療仮説によれば，薬物乱用は，その薬物が感情的苦痛を緩和する試みとして部分的に成功するところからはじまる。このことは必ずしも，薬物使用によって「快楽」を得ることを意味しない。むしろ，生物学的もしくは心理学的な脆弱性を持つ人は，自らが抱えている問題に対処する際に，ある特定の薬物の効果が大きな助けになると感じる傾向があるのである[1]。

　上に引用した文章は，『米国医学会雑誌（Journal of the American Medical Association: JAMA）』の共同編集者によって書かれた記事からの抜粋である。この記事は，私たちの他にも，自己治療仮説が優れた見解であると考えている研究者が存在する，ということを証明するものである。自己治療仮説が有用なのは，依存症を引き起こす要因について見落とされがちな重要な側面を強調しているからだけでなく，私たちが依存症患者に対して思いやりのある，効果的な治療を考えるうえでのヒントを与えてくれるからである。

　今日，広く受け入れられている依存症に対する理解が定まったのは，ほんの半世紀ほど昔の話である。その理解とは，第2章で示したように，物質使用障害を病気と捉える考え方である。その一方で，1960年

代後半から1970年代前半にかけて,精神科医が薬物依存症患者の治療にかかわるようになってからも,併存する他の精神障害や患者が抱える心理的苦悩についてはあまり関心を払われることがなかった。物質使用障害はそれ自体が独立した精神疾患と見なされ,患者がそれまで被ってきた人生のさまざまな局面での失敗は,いずれも物質使用障害が原因であると理解されてきた。そのような理解にもとづいて,以後20年間,保健医療関係者は,心身の健康はもとより,生活のあらゆる側面に対するアルコールの否定的な影響に関する知識を蓄積してきた。しかしその一方で,依存性物質を使用するリスクの高い一群の人たちが抱えている生活上の困難については置き去りにされ,十分に認識されてこなかったように思えてならない[2]。

　しかし,治療センターを訪れる依存症患者が多くなるにつれ,患者の多くがさまざまな精神医学的問題を抱えており,精神障害の併存率も一般人口に比べて著しく高い,ということを示すエビデンスが次々に報告されるようになった。事実,多数の実証的研究によって,さらには,治療施設の患者調査や一般国民を対象とした地域住民調査によって,依存症への罹患に先立って精神障害が発症している場合が多いことが明らかにされるようになった。それにもかかわらず,精神障害と物質使用障害とのあいだの因果関係や継時的関係に関する議論はなかなか結着がつかなかった。その理由のひとつとして,20世紀の終わり近くまで,物質使用障害をはじめとする精神障害の診断に関して,信頼性のある診断基準が存在しなかったことの影響が挙げられる。そのような状況のせいで,ある研究グループによるメタ分析では,さまざまな研究によって明らかにされているうつ病と物質使用障害との併存率として推定される割合として,3〜98%という,あまりにも広い範囲の数値が算出されてしまったのである[3]。このようなばらつきの大きい数値では,もはや何の意味もなさない。

　精神障害の併存率に関する一貫性を欠いた知見は,精神障害の診断基

準が開発されたおかげで,少なくとも最近30年のあいだで大幅に改善された。米国精神医学会による『精神障害の診断と統計のための手引き (Diagnostic and Statistical Manual of Mental Disorders: DSM)』[4]の開発は,精神障害診断の信頼性を高め,以前よりもはるかに意義ある,追試可能性が十分に担保された研究を可能にした。そして,私たち自身がケンブリッジ保健組合の協力を得て行ったオピエート依存症患者に関する調査をはじめとする,DSMの診断基準を用いた臨床研究の多くが,うつ病をはじめとする精神障害の併存率が増加していることを明らかにしてきた[5]。最近20年のあいだに実施された,全国の地域住民を対象とした大規模疫学的調査においても,物質使用障害に罹患する集団における精神障害の併存率と,精神障害に罹患する集団における物質使用障害の併存率は,いずれも非常に高い数値となっている[6]。ある研究では,一般人口における精神障害の生涯罹患率が48％であるのに対して,アルコール依存症に罹患する男性におけるそれは78.3％であり,アルコール依存症に罹患する女性の場合には86％にも達することが明らかにされている[7]。

　なぜ私たちは,物質使用障害を抱える人たちにおけるうつ病などの精神障害の有無について,これほどまでうるさくいう必要があるのだろうか？　それは,物質使用障害患者に他の精神障害の併存が見出された場合には,その併存障害の治療も同時に行ったほうが物質使用障害自体の治療転帰が改善する,という知見はいまや常識といってよいほど広く知られているからである。このことは,そのまま自己治療仮説にも当てはまる。精神医学的診断は,心理的苦痛を推し量る尺度として非常に優れたものだが,信頼性のある標準的な基準にもとづいたものであれば,その価値はいっそう高いものとなる。たとえばDSMは客観的な症状分類を示してくれており,そうした症状分類こそが評定者間での一致率が高い診断の基礎となる。また,この方法は,さまざまな患者集団同士の比較を可能にし,科学的知見を蓄積していくうえで大きな利点ともなろう。

しかしその一方で，DSM のような操作的な診断分類には欠点もある。症状がある一定数以上該当するという客観的な基準にもとづく診断分類では，完全な診断確定にまでに至らない，微妙な主観的苦悩や亜型的症候群が看過されてしまう可能性がある。実際，このことはすでに多くの臨床場面で問題となっている。たとえば，かつて私たちは，うつ病症状を評定するアセスメントツールを用いて，ある施設入所型の依存症治療プログラムに参加する男性患者に面接調査を行ったことがある。その結果，DSM の大うつ病性障害の診断に満たない比較的軽症のうつ症状であっても，その存在が男性患者の治療プログラムからの早期離脱の予測に役立つことが明らかにされているのである[8]。

そのような主観的かつ微妙な苦悩を検討の対象に含めることを目的として，最近になって，それぞれの診断分類に関連する，主観的，情緒的，認知的経験に重きを置いた『精神力動的診断マニュアル（Psychodynamic Diagnostic Manual: PDM）』[9] の開発もなされている。これは DSM-IV-TR を補完する機能を持つものである。私たちは，DSM と PDM という 2 つの診断的アプローチを組み合わせることで，精神医学的問題と心理的苦悩とが物質使用障害の発症とその持続に与える影響を，詳細に明らかにすることができると考えている。

依存症分野を専門とする研究者の多くが，物質使用障害と精神障害のいずれが先に発症するのか，といった問題に関心を寄せてきた。もしも物質使用障害のほうが先行して発症するのであれば，自己治療仮説の根拠は弱まるように思われるかもしれない。その一方で，もしも精神障害のほうが依存症の発症に先行して発症するのであれば，それは，両者のあいだにある因果関係に関して，少なくとも傍証にはなるであろう。というのも，苦悩の基底に精神障害が存在するために，その人が選択した依存性物質を用いて自己治療をしていると推論できるからである。さらには，先行する精神障害に対して有効な治療は，依存性物質の使用パターンや使用量にも何らかの影響をおよぼす，という予測も成り立つは

ずである。とはいえ，当然ながら——この問題については第13章でも触れるが——発症した順番がどうであれ，治療にあたっては両方の問題に視野に入れた統合的な介入が必要である。また，発症の順番に関係なく，両方の問題がそれぞれ独立して存在し，いずれももう一方の問題の出現に影響を与えていないという場合もありうる。さらにいえば，依存症者の生活はさまざまな喪失や気分の落ち込み，あるいはトラウマ体験といった現実に満ちており，そうした出来事がさらに依存症を重篤化させる，といった悪循環があることを忘れてはならない。

過去20年のあいだに実施された疫学調査や臨床研究の多くは，精神障害の発症が物質使用障害の発症に先行する傾向にあることを明らかにしてきた。たとえば約300名のコカイン乱用者を対象としたある研究では，不安障害を併存する人の68％と，注意欠如・多動性障害（attention deficit/hyperactivity disorder: ADHD）を併存する人の99％が，コカインの使用開始以前にそうした精神障害を発症していたことが報告されている[10]。米国における一般人口を対象とした大規模調査では，アルコール使用障害と他の精神障害を併存する男女全員において，アルコール使用障害に先立って少なくとも1つの精神障害に罹患していたことが明らかにされている[11]。また，ハワード・シェファー Howard Shaffer による，同じく一般人口を対象とした研究においても，コカイン依存症と他の精神障害とを併存する人の大半で，コカインの初使用に先立って精神障害を発症していたことが指摘されている[12]。

本章の残りの部分では，「重複診断患者」といわれる人たちをとりあげ，気分障害，統合失調症，不安障害，さらにはADHDといった精神障害に関連した感情的苦痛が，依存性物質との相互作用のなかで乱用や依存のリスクを高めるのか，といった問題を検討することとしたい。なお，外傷後ストレス障害（post-traumatic stress disorder: PTSD）と物質使用障害との併存に関しては，章を改め，次章で検討するつもりである。

大うつ病性障害と双極性障害[注4]

　最近の研究は,うつ病と物質使用障害との関係について従来知られていたことを一歩掘り下げた知見を明らかにしている。たとえば,アルコールの使用経験のない12〜17歳の若年者を対象とした研究によると,過去1年以内に大うつ病エピソードを経験した人は,そのようなエピソードのなかった人に比べて,その後1年以内にアルコール使用を開始するリスクが2倍も高かったという[13]。また,別の研究は,女性における大うつ病と多量飲酒との有意な関連を明らかにし,女性がうつ病症状に対処するためにアルコールを用いている可能性を示唆している[14]。さらに,1265名を21年にもおよぶ長期にわたって追跡した出生コホート調査によれば,思春期にうつ病エピソードを呈した人は,後年になって物質使用障害を発症するリスクが有意に高かったという[15]。

　うつ病と物質使用障害との関係を詳細に検討していくと,抑うつ状態における主観的症候に注目することが臨床的に重要な意義があることがわかる。うつ病の主観的症候は,暗澹たる将来への展望,自尊心の低さ,および罪悪感といった基本的症候だけでなく,他にもさまざまな症候がある。たとえば,怒りが前景に立ったうつ病もあれば,焦燥・不安,あるいは身体的・情緒的な倦怠感が前景に現われているうつ病もある。そのようななかで,乱用物質とその薬理作用は,うつ病に関連する一連の心身不全感や感情状態と相互に影響をおよぼし合うわけである。具体的にいうと,オピエート系鎮痛薬は,怒りで荒れ狂う感情を落ち着け,鎮静し,あるいは爆発を抑える。

　双極性障害は,物質依存症の併存率が最も高い精神障害である。当然

注4)　以下につづく,うつ病,不安障害,ならびに統合失調症に関する項は,既刊の論文,E・J・カンツィアン著『改訂版　自己治療仮説:重複障害患者 The Self-Medication Hypothesis Revied: The Dually Diagnosed Patient』(プライマリー・サイカイアトリー誌 Primary Psychiatry, 10: 47-54, 2003) にもとづいたものである。

ながら，物質使用障害は，双極性障害のなかでも，特に不機嫌躁病［訳注：dysphoric mania. 焦燥感と気分不快が病像の前景に立つ，一種の躁うつ混合状態］のような難治性の臨床亜型との関連が強い[16]。また，双極性障害を併存する物質使用障害患者は，双極性障害の症状が物質使用の理由となっていることが少なくない。最近の研究では，45名の物質使用障害が併存する双極性障害患者のうち，42人がうつ気分（77.8％）や焦燥感（57.8％）をはじめとする双極性障害の症状への対処として，物質使用を始めたことが明らかにされている[17]。さらに注目すべき知見は，患者の大半（66.7％）が物質使用によって双極性障害の症状が改善したと感じている，という事実である。

中枢抑制薬（アルコール，ベンゾジアゼピン，バルビツレート系睡眠薬）のなかで，一番広く用いられているのはアルコールである。この依存性物質には，用量によって二通りの作用を発現するという精神薬理学的特性がある。多量もしくは破壊的なまでに大量のアルコールは，しばしばうつ病に伴う怒りの感情や激しい焦燥感の強度を緩和したり，減じたりする。少量から中等量の場合には，中枢抑制薬は，うつに関連した不安や緊張の緩和する効果を発揮する。特筆すべきなのは，アルコールは中枢抑制薬としては必ずしも優れた薬物とはいえないが，少量から中等量であれば，ある種のうつ病患者に見られる，親密になることへの頑ななまでの防衛を緩めたり，解消したりする効果がある，という点である（そのようなうつ病患者にとって，アルコールが持つこの作用がいかにして短期的な気分改善に役立つか，といった点については，第6章を参照のこと）。

一方，中枢刺激薬の場合は，エネルギーが高まるような感覚を与えてくれ，何事にも意欲的に取り組める気分にしてくれる。生気を失ったうつ病患者に見られる失快楽症に対しては，まさに魔法の万能薬として作用してくれることが多い。中枢刺激薬はまた，軽躁状態にある人にとっても，高揚した気分をさらに高め，自我拡張感を与えてくれる薬物とし

て，好んで用いられることが少なくない。

　このように，自分の気分に対する特定の効果を期待して，依存性物質を使用しつづける患者は確かに存在するのである。このことを支持する興味深い研究がある。その研究では，双極性障害の患者は躁病相においてアルコールを使用し，うつ病相においてはコカインを使用する傾向があることが明らかにされている[18]。また，別の研究では，軽躁状態にある双極性障害患者は，すでに生じている自らの軽躁をいっそう強めるために中枢刺激薬を用いる傾向がある，ということが指摘されている[19]。さらに，ある大規模な疫学調査では，躁症状の存在は，鎮静薬，トランキライザー，およびオピエートの使用と密接に関連していることが明らかにされている[20]。これらの薬物はいずれも中枢神経系の活動を鎮静化する作用を持っている。

不安障害

　多くの精神障害と同様に，不安障害もまたそれを抱える人のパーソナリティと密接に関連していることが少なくない。不安障害に罹患しやすい人は，しばしば堅苦しく，隙のない防衛的な態度をとっており，孤独で，社交の生活から孤立している傾向がある。そのような人にとって，低用量から中等量の中枢抑制薬は，心の覆いを取り除き，他者とのつながりを促す効果を持つ薬物となるであろう。その結果，ふだんなかなか自分の感情を感じたり，表現したり，他者とつながったりできない人が，中枢抑制薬の手助けによってそのような行動をなしとげることが可能になる。パニック発作のような重篤な不安障害の場合には，パニック状態がもたらす恐怖を鎮めるために大量のアルコールが用いられることがある。いみじくもある患者はこういった。「パニックを止めるために一気に12本のビールを飲むか，それとも，先手を打ってパニックを阻止するために，あらかじめ2，3本飲んでおくか」。もちろん，中枢刺激

薬も同様の効果を発揮することはあるが，効果は似ていてもその根本に違いがある。すなわち，コカインのような薬物はその活動性を高めることで，不安の強い人が自らの抑制を取り去るのに役立つのであって，不安を抑えるわけではない。一方，オピエートが持つ，「いっさいの音を消し去る」ような作用は，確かに不安を鎮める効果はあるものの，私たちの臨床経験では，不安障害を抱える人が不安に対処する目的からオピエートに耽溺する，といった症例に遭遇したことはない。

　最近の研究は，不安障害を抱える人が不安を軽減するために依存性物質を使用する，という私たちの臨床的な観察を支持している。社会不安を持つ人のグループと持たない人のグループを比較した研究によれば，両群ともに不安が高まるような社交場面ではアルコールを用いて不安を緩和していたが，社会不安障害を持つ人のグループのほうがより頻繁にアルコールを用いるとともに，アルコールが飲めない社交場面を避ける傾向が見られたという。さらに，社会不安障害を持つ人のグループで，アルコールによる不安の軽減がいっそう顕著であった[21]。また，米国一般人口を対象とした大規模疫学調査では，不安障害に罹患する人の約22％が，アルコールや薬物で自己治療していることが明らかにされている。なかでも，全般性不安障害を抱える人の自己治療率が最も高く，なんと36％にも達していた[22]。なお，この調査では，パニック障害の存在が，中枢抑制薬，トランキライザー，およびオピエートといった，いずれも中枢抑制的な薬理作用を持つ物質の使用と密接に関連していることも確認されている[23]。

統合失調症

　統合失調症には，専門家以外の人にはあまり知られていない2つの側面がある。それは陽性症状と陰性症状である。統合失調症を抱える人にとって依存性薬物が持つ魅力は何なのかを考える際には，まず，この2

表 7.1　統合失調症の陽性症状と陰性症状

陽性症状	陰性症状
妄想	言語貧困（語彙の欠如）
幻覚	感情の平坦化（情意鈍麻）
解体した会話	失快感症（喜びを感じられないこと）
解体した，もしくは緊張病性の行動	非社交性（人とのかかわりにおける困難）
	無意欲／無気力（精神的エネルギーの欠乏）
	注意の障害

つの統合失調症の側面を区別しておくことが大切である（表7.1）。

　陽性症状は，おそらくオピエート系鎮痛薬が持つ穏和化作用と鎮静作用によって緩和されると考えられる。とりわけ統合失調症に関連する激しい怒りの感情や攻撃性が伴う場合には，そのような効果はいっそう期待できる。とはいえ，ヘロインが簡単に入手できるような状況はきわめてまれであり，ましてや統合失調症患者は，大抵の場合，混乱した精神状態にあるので，危険を冒してオピエートを入手するといったことはできない。しかしこのような条件下でも，アルコールであれば容易に入手することができることから，アルコールは統合失調症患者に最も広く乱用されている依存性物質となっている。確かに，破壊的なまでに大量のアルコールは，統合失調症患者が経験する幻聴，妄想，焦燥，さらには怒りの感情を鎮めてくれるであろう。実際，ある患者はこう述べていた。「お酒を飲むと，奴ら（幻聴）をはねつけることができて，奴らに苦しめられなくてすむんです」。

　おそらく陰性症状は，陽性症状以上に，統合失調症患者における依存性物質の使用を決定するうえで重要な要因といえるだろう。特にニコチン依存症について考えてみると，それは明らかである。陰性症状は，統合失調症の急性期を過ぎた後に明らかになる残遺症状のことを意味し，この状態では患者はまだ混乱がつづいていることが多く，乱用物質の入手や使用もままならない状況にある。しばしば一見そうとは感じられな

いが，実は陰性症状がもたらす苦悩は非常に深刻なものであり，患者はほんの一時であっても安堵を得たいと考え，簡単に入手できる依存性物質に頼ってしまいやすいのである。

　バリーは48歳の男性で，無口な，典型的な慢性統合失調症患者である。彼は，病院は自分のいるべきところではないと強く主張していた。そこで，その理由を言うように促してみると，彼は，「自分が人々といて居心地悪く感じる」「自分はとても内気である」と答えた。彼は，「酒を飲めばもっとおしゃべりになって，人ともかかわりあうことができるのに，病院ではそれができない」とこぼした。治療チームのスタッフは，彼がかつて離院し，酩酊状態で病棟に戻ってきたときの様子——そのときの彼の態度や，人とやりとりしていた様子——について教えてくれた。なるほど，その情景を想像すると，彼の主張もあながち嘘とはいえないように思われた。というのも，そのときの彼はいつになく，「愛想がよく，友好的で，親しげで，おしゃべり」であったからである。彼自身も，アルコールを摂取することこそが，自分を生き生きとさせ，他の人間のなかで自分がふつうであると実感させてくれる，数少ない方法のひとつであると考えていた。彼は，「自分を抑えているときにはどうしても無口になってしまう。お酒を飲まないで過ごしていると，ずっと家に閉じこもりがちになってしまう」と語った[24]。

　統合失調症に罹患する患者では，中枢刺激薬の乱用が少なくない。このことは，中枢刺激薬には精神病を引き起こし，悪化させる作用があることを考えると，意外に感じられるかもしれない。しかし実は，統合失調症患者がニコチンをはじめとする中枢刺激薬を使用すると，その中枢神経系に対する賦活効果によって失快楽症などの陰性症状が緩和されたように感じるという報告がある。しかも，彼らが抗精神病薬を服用しているのであれば，中枢刺激薬を使用しても，精神病症状の再燃を呈する

ことなく，意欲や発動性の向上という利益だけを享受できる可能性があろう。また，少量から中等量のアルコールには，症例バリーでも見られたように，患者の非社会性という陰性症状に拮抗する効果がある。すでに私たちは，症例報告論文のなかで，自分の感情を周囲に伝えたり，社交したりすることができないといった陰性症状を呈する統合失調症患者に対し，新世代の抗精神病薬（クロザピン）を投与して陰性症状を改善すると，それに伴って患者の再飲酒を抑止するできる可能性を指摘している[25]。

なお，マリファナが妄想や幻覚といった精神病症状を引き起こす可能性があることについても，触れておく必要があろう。ごく最近行われた実証的研究においても，生来的に精神病に対する罹患脆弱性を持つ人がマリファナを使用すると，精神病が誘発される可能性が高いことが指摘されている[26]。また，最近の文献では，統合失調症に罹患する人は，症状の苦痛を自己治療するためにこうした物質を用いる可能性が示唆されており，統合失調症患者の抑うつ症状が物質使用と有意に関連するという報告もある[27]。他にも，物質使用障害を併存する統合失調症患者は，リラックスや気分の高揚を得るために薬物を用いる傾向がある，という指摘がある[28]。

注意欠如・多動性障害

ADHDの典型的な症状としては，注意困難，過活動，および不注意といったものがよく知られているが，それらとは別に，ADHDでは，感情の不安定性，被刺激性（イライラしやすさ），不安，および抑うつ症状といった問題も存在する。こうした問題は，職場での人間関係やプライベートでの人間関係など，日常生活のさまざまな場面でトラブルを引き起こす可能性があり，結果として，本人の自尊心や自己効力感に無視できない影響をおよぼしうる。もちろん，ADHDを抱えながらも，

努力して障害を克服し，すばらしい成功を収め，人生を謳歌している人も少なくない。しかし，それよりもはるかに多く，このハンディキャップのためにつらい人生を余儀なくされている人がいる。事実，ADHDを抱える人には，気分障害や不安障害の併存率が非常に高いことを明らかにしている研究は数多く存在する[29]。さらに，ADHDは，思春期後期と成人期における物質使用障害発症の危険因子でもある。

　青年期と成人期におけるADHDに対する認識を高めた先駆者であり，『Driven to Distraction』（邦題『へんてこな贈り物——誤解されやすいあなたに　注意欠陥・多動性障害とのつきあい方』インターメディカル，1998）の著者でもあるネッド・ハローウェル Ned Hallowell 博士は，ADHDの若者ではマリファナ愛好者が多いことを報告している[30]。マリファナが持つ刺激と鎮静という二重の効果は，ADHDを抱える人にとっては，気分を落ち着けてくれ，思考を集中させてくれるという理由から魅力的なのかもしれない。ここで重要なのは，ADHDを抱える人は，中枢刺激薬に対して逆説的な反応を呈し，かえって落ち着きと集中力を得る傾向がある，ということである。ある青年がADHDである，という事実はよい知らせといえる面もあるし，悪い知らせといわざるを得ない面もある。青年期の初期に診断され，治療に導入されれば，ADHDに関連した機能不全や惨めな体験の多くを回避できる。その意味ではよい知らせといえる。実際，ADHD治療に関する著名な研究者・臨床家の一人は，中枢刺激薬による薬物療法を受けた青年期ADHD患者は，そうした治療を受けていない青年期ADHD患者に比べて，ニコチンをはじめとする物質使用障害を発症するリスクがはるかに低い，という重要な知見を明らかにしている[31]。

　しかし他方で，「悪い知らせといわざるを得ない」といったのは，次のような理由からである。治療を受けていないADHD罹患者のなかには，故意に，また知らず知らずのうちにコカインやアンフェタミンといった中枢刺激薬の効果を用いて生活上の困難に対処しているうちに，

その短期的なメリットを見出してしまう人が必ずいるのである。そのような，中枢刺激薬に依存する，未治療の ADHD 罹患者のほぼ全員が，そうした薬物には鎮静効果と集中力を高める効果がある，と感じるという。たとえば，通常のコカイン依存症患者は，コカイン使用により「活発になる」と語るのに対し，彼らは，コカイン使用の効果を，「意識がはっきりして集中力が高まる」「落ち着きが得られる」という言葉で表現することが多い。実際，私たちは，ADHD に関連する症状をコカインで自己治療してきたように見える患者の治療を担当したことがあるが，その際，リタリンによる薬物療法を行うと，ADHD 症状への対処を理由にしてコカイン乱用へ逆戻りすることなく，断薬を継続することができた[32]。

　たとえ ADHD 症状を緩和する効果があるといっても，医学的管理がなされない状況では，大抵の場合，中枢刺激薬の使用はエスカレートしてしまう。コカインを例にとっていえば，使用方法は，当初の経鼻吸引であったものが，静脈注射や加熱吸煙（「フリーベース」）といった，依存性の観点から見てより危険な使用方法へと進行してしまうのである。私たちの臨床経験では，コカインとアンフェタミンに対する依存は，その依存の進行がきわめて急速であり，生活を荒廃へと導く力が強い。最悪の事態への進行は，自然な状況にまかせておくと数カ月間ほどのうちに生じてしまうであろう。これは，アルコールに対する依存と比べてもはるかに深刻といえる。実際，アルコールは，最も深刻な事態が生じるまでには，何年，あるいは何十年もかかるのが通常である。

めずらしい症例ベッツィ

　ベッツィは，1982 年にコカイン依存症の治療にやってきた。当時，彼女は 34 歳であった。最初に診察したとき，彼女は重篤な離脱症状を経験しており，うつ症状に苦しみ，眠れず，周りのものにも全く興味が持て

ず，動けず，さらに食欲もほとんどない，といった状態であった。そんな彼女の病歴と治療反応性は異例というべきものであった。

　思春期の頃，彼女は，体重増加を抑える目的から，「ダイエットのお医者さん」から処方されたアンフェタミン（「覚せい剤」）の服用を始めたという（当時はまだ，ダイエット目的でこの薬剤を処方することは合法であった）。彼女は，すぐにアンフェタミンが驚くほど自分を元気にしてくれる薬であることに気がついた。宿題もてきぱきと片づけることができるようになり，それまでになく自分のことを好ましく感じさせてくれ，いろんなことに積極的になれたという。まもなく彼女はその使用量と使用頻度を増やしていき，あらゆる方法で，また合法であろうとなかろうとかまうことなく，その薬物を入手するようになった。次第にアンフェタミンの入手が困難になってくると，比較的入手が容易であったコカインへと切り替えて使用するようになった。最初のうちはコカインの粉末を鼻から吸引していたが，数年を経過する頃には，静脈注射による使用へとエスカレートしていった。コカインの使用量は激増し，コカインのために用いる費用も年間2500万円ほどにものぼった。そのような大量使用が可能であったのは，彼女の親しい友人がコカインの流通網の元締めをしていたためであった。ベッツィは，自分の習慣を続けるためだけでなく，売るために十分な量を購入し，それによって自分の分を購入できるだけのお金を稼いでいたわけである。

　最初の診察の後，彼女はイライラし，早くも治療に対する意欲をなくしていた。コカインを断とうにも，すぐには楽にはならないことを思い知ると，すっかりあきらめモードとなっていた。予想通り，彼女は，次の予約日に診察にやって来なかった。どうやら再び「コカインの売買」をやっていたようであった。そのような生活は1週間以上続いたが，母親と友人の粘り強い説得に負けて，彼女は再び次の予約日にはやって来た。このとき，彼女は，コカインによる急性中毒のあらゆる最悪の兆候と症状を呈していた。彼女は顔を歪めてしかめっ面をしており，たえず

歯ぎしりをし，皮膚の下で虫が這っているという妄想にとらわれて，しきりと皮膚を掻きむしっていた（「皮膚寄生虫妄想」と呼ばれる症状）。彼女はうす汚れていて，髪がぼさぼさで，服装も乱れていた。母親の助けを借り，彼女の生活歴と病歴をなんとかつなぎ合わせて作成した。そうした作業の過程で，彼女がADHDを抱えており，おそらく彼女は無意識のうちにADHD症状に対する自己治療を行ってきた可能性が高いと判断した。とはいえ，自己治療であれ何であれ，依存症になってしまうことには変わりはない。残念なことに，彼女もまた，使用開始からまだまもない段階でコカイン依存症に罹患していたと考えられた。

そこで，彼女がまだ試したことのないリタリンによる薬物療法を試みることにした。これは，コカイン依存症患者に対して，医学的に承認された中枢刺激薬で治療するということを意味するが，決してコカインという中枢刺激薬に対する依存を支持するつもりからではなく，その根底にある精神医学的状態を治療するためであった。その後の治療経過を端的にいうと，要するに，彼女はたちまちリタリンに対して好ましい反応を見せたわけである。その診察の後，彼女は処方された通りに治療薬を服用し，「ごくふつうの昼寝」をしたという（通常，コカイン依存症者は，離脱時には，数日間続くこともある昏睡のような眠りに「突入し」，その後眠ることができなくなる）。さらにその後，あらかじめ指定しておいた日に電話をかけさせると，彼女は昼寝から起きたばかりの状態であり，「いまはすっかりクスリが抜けたような感じがしているが，今度またクスリを使うかどうかは，自分で決めるつもり」と語っていた。

この患者はその後25年間にわたって定期的にフォローされているが，コカイン依存症の再発は一度も見られていない。その後，彼女はふつうの家族生活を再開し，何年か自宅療養をした後に就労し，現在もその仕事をつづけている。この症例は，リタリンによる薬物療法によって著明な改善が見られた，きわめて稀少な症例として，精神医学専門誌で報告したものである[33]。この症例報告は約20年間，専門家からは無視された

状態であったが，15年ほど前よりメタンフェタミン（アンフェタミンよりもさらに強力な覚せい剤）の乱用が拡大するようになってから，再び注目を集めるようになった。そして一部の先駆者的な研究者は，コカインや覚せい剤といった違法薬物の代わりに，正式に認可された中枢刺激薬を医学的管理下で使用することの効用と利点について，科学的な検証に着手し始めている[34]。

私たちは，この症例ベッツィは，「優れた理論がいかに適切な治療の指針となり，しかも目覚ましい治療成果をもたらしうるか」を如実に示した例であった，と考えている。物質使用障害に関連した苦悩には，症例ベッツィのように併存する精神障害に関連しているものもあれば，もちろん，関連していないものもある。

ここまで詳述してきたように，ある人にとっては，依存性物質の使用経験は，想像を絶する，執拗な焦燥と激しい怒りの感情が，オピエートの鎮静効果によって緩和される事実を発見する，といったかたちで体験される。しかしその後，オピエートの罠に捕捉されてしまっている自身に気づくわけである。また，別の人にとっては，無気力にとらわれた状態がコカインによって克服される，といったかたちで体験されるのであろう。その人は，コカインの力を借りてパーティーに参加し，一時的には人生を楽しむことが可能になる。あるいは，たえず神経質になって不安に苛まれている人の場合には，その経験は，高嶺の花である相手をデートに誘うのに1杯か2杯のアルコールが必要であることに気づく，といったかたちで体験されるのかもしれない。しかしその後，彼は，交際を続けるのにはさらに多くのアルコールが必要になり，最終的に依存症を呈する事態に陥ってしまう。そうなると，心身の均衡と自分自身を維持するために，アルコールを断とうにも断てなくなってしまうわけである。

ここがポイントである。最初に何らかの生きることの困難が存在した

のであれば，たとえ依存性物質で一時しのぎができたとしても，最終的には事態はむしろ悪化してしまう。なぜなら，当初より耐えがたかったその感情は，依存症に罹患したがために，今度は離脱の苦痛が付加される事態となり，現実の苦痛よりも強度が増幅されてその人に襲いかかるからである。それを抑えようとすれば，物質を使用しつづけるしかない。ここに，依存症による悪循環が確立してしまうのである。この状態に陥ることは，決して道徳的な欠格者となったことを意味するものではないが，依存症者自身とその周囲の人たちにとっては，なんとも厳しく，無慈悲な試練となるにはちがいない。

　自己治療仮説は，依存症という，一見漠然としながらも破壊的な性質を持つ障害を，よりよく理解し，治療するうえで，希望の持てる理論である。同時に，そこには患者に対するやさしさもある。すなわち，自己治療仮説は，援助者が物質乱用・依存といった事態を，「患者が自分で引き起こしたもの」と決めつけるのではなく，「まちがった方法であったかもしれないが，問題を解決するための試みであった」と捉えることを可能とするのである。

第 8 章

トラウマと自己治療仮説

　私たちが本書全体を通してくりかえし強調しているように，依存症の根源には何らかの苦痛や心理的苦悩が存在している。こうした機制は，深刻なトラウマ体験に遭遇し，その後，物質使用障害に罹患するに至ってしまった人においては，いっそうはっきりと見てとることができる。最近刊行された，物質使用障害と外傷後ストレス障害（post-traumatic stress disorder: PTSD）に関する信頼できる本によれば，これら2つの障害を併存する患者の多くが，物質使用障害の発症に先立ってPTSDを発症しており，治療にあたっては，両方の障害に対する治療を同時に行った場合に，いずれの障害に関しても最もよい治療効果が得られるという[1]。また，PTSDの専門家は，PTSDを抱える人は，そうではない人に比べて，物質使用障害に罹患するリスクが4倍も高いと指摘している。物質使用障害患者を対象とした研究でも，PTSDの併存は，早期からの薬物使用の開始，深刻な薬物乱用様態，さらには，治療アドヒアランスの低さなどの不良な治療転帰と関連することが確認されている[2]。

　これから本章でとりあげるように，PTSDがもたらす苦悩には，永続的で，時が過ぎても決して弱まることがないという特徴がある。第1章で述べたように，PTSDを抱える人のなかには，トラウマやそれによる苦痛が人生早期の発達段階から始まっている人が少なくない。そのようなトラウマは，想像を絶する身体的，性的，心理的虐待のいずれか1

つ，あるいは複数が重なったものであり，消すことのできない痛みとして，生涯にわたって影響をおよぼしつづける。もちろん，その一方で，成人後の人生において生じるトラウマによって引き起こされるPTSDもある。戦闘経験，レイプ被害，大事故による負傷，あるいはテロによる攻撃やハリケーン・カトリーナのような自然災害によってもたらされるものが，それにあたる。たとえば，世界貿易センターが攻撃にさらされた2001年9月11日以降，ニューヨーカーたちのあいだで深酒する人，あるいはアルコール依存症に罹患する人が増えたといわれているが，そうした現象も決して驚くにはあたらない[3]。さらに，これまでの章でも触れたように，依存症者のライフスタイル自体が，トラウマを維持し，再被害のリスクを高める可能性をはらんでいる。第9章では，依存症を抱えていることによるさまざまな深刻な影響や，依存症者が苦悩を永続化させてしまうメカニズムについて，くわしく述べるつもりである。

　ケンブリッジ保健同盟 Cambridge Health Alliance における尊敬すべき同僚であり，先駆的なトラウマ研究者でもあるジュディス・ハーマン Judith Herman 博士は，「人は誰しも一種のセルフケア・システムを持っていて，それが私たちの自己コントロール感や人とのつながり，生きることの意味といったものを支えてくれている。しかし多くの場合，トラウマティックな出来事は，そうしたセルフケア・システムを圧倒してしまうのである」と述べている[4]。私たちは，自らの臨床経験のなかで，PTSDという障害が，感情，自尊心，人間関係，そしてセルフケアといった，人生における重要な諸側面をことごとく崩壊させることを，まざまざと見せつけられてきた。第3章で論じたように，人生におけるそうした諸側面は，いずれも自己調節能力の基礎をなすものである。物質使用障害を伴うPTSD患者が，いかにして，そしてなにゆえにかくも深刻な苦痛に苛まれているのか，さらには，なにゆえに乱用物質への欲求がそれほどまでに抗しがたいものとなってしまうのか。そのことを

理解するには，何らかの脆弱性を抱える人がきわめてトラウマティックな出来事に遭遇すると，どれほど自己調節能力が損なわれてしまうのかを検討する必要がある。その苦悩は広範かつ持続な性質を帯びており，ただちに消失するようなものではなく，また，時間が過ぎるのに伴って弱まることもない。幸運にもというべきか，あるいは不幸にもというべきか，その苦悩やPTSD症状は乱用物質の効果によって一時的に抑えられる。しかしその代わりに，彼らは依存症に罹患するリスクを負ってしまう。

　第12章では，依存症の発症に関係している神経生物学的メカニズムと心理学的メカニズムとの相互作用をより詳細に検討するつもりである。PTSDは，こうした相互作用を理解するうえでひとつのよい例となるであろう。実証的研究は，幼少期に受けたトラウマ体験がストレス反応系の調節不全を引き起こし，それが否定的な感情を引き起こす一因となっている可能性を示唆している。この研究では，トラウマを抱える人で見られたアルコール・薬物の使用量・使用頻度の増加を，感情的苦痛に対する自己治療の試みとして捉えているが，こうした推論もあながち突飛なものとはいえない。さらにいえば，こうした物質使用がストレス反応系の調節不全をさらに悪化させ，一種の悪循環を引き起こし，最終的に行動のコントロールが困難となってしまう可能性もある[5]。

トラウマ，苦悩，物質依存――ある症例のスケッチ

　私たちの同僚は，PTSDによってもたらされる持続的にして執拗な苦悩の本質を，いみじくも「死よりもたちの悪い運命――終わりのなき苦悩」という言葉で表現している[6]。私たちのうちの一人（E・J・カンツィアン）が診察したある患者は，この苦痛が引き起こすジレンマを驚くべき方法で具現化した。

ヘンリエッタ[7]は，幼少期のトラウマ記憶に苛まれている20代後半の女性であった。成人してからの短い人生に限ってみても，彼女がそのトラウマ体験に関連した苦痛を感じないですんだ時間はほとんどないといってよかった。さまざまな身体的な不調のなかでも特に執拗に彼女を苦しめた頭痛は，彼女をオピエート系鎮痛薬に対する依存症へと陥らせ，さらにそれを悪化させていった。彼女は，数日間続けてベッドのなかで過ごしたり，感情的麻痺を伴う禁断症状に苛まれていたかと思うと，また別の時期には，家族や周囲にいるすべての人に対して激しい怒りをむき出しにした非難をする，といった状態を交代性に繰り返していた。彼女は，死ぬ数年前になって，小さな子どもだった頃に繰り返し祖父からの性的暴力にさらされていたことを思い出したが，そうした認識も彼女の不安定さと激しい怒りを強めただけであった。私自身は，診察中に，彼女の怒りや不安定さを目の当たりにする機会が二度ほどあった。最初は，彼女の担当医から意見を求められ，診察をすることになったときのことである。その担当医は，メサドン療法が彼女の頭痛を軽減し，自分では制御できない感情的な不安定さを改善するのに役立つかどうか，私の見解を知りたがっていた。初回の診察では，私は，その病歴と症状から彼女が抱えている「終わりのない苦痛」について知ることができた。そして二度目の診察の際，私は，彼女が現実に，もしくは想像上で経験している侮辱に怒りを爆発させ，オフィスの外の駐車場で母親を罵倒している場面に遭遇した。その声は文字通り地域一帯に響きわたるようなすさまじい声であった。それは偶然にも，私にとって，彼女が抱える，自身と他者に対する強烈な怒りと不安定さの，何とも不思議な性質を観察する機会となった。

　最後の診察から数週間後，彼女の母親が電話で，数時間前，ヘンリエッタがくしゃくしゃのベッドカバーのなかでうつぶせになったまま窒息死しているのを発見したと連絡してきた。その知らせを受けた私は，確かに驚きはしたものの，まったく想定外の出来事とは感じなかった。彼女

の母親は，これまでそうやってきたように，苦痛を和らげようとして鎮静剤を過量摂取したことによる事故死であって，自殺ではないと思うと述べた。母親がことさらに事故死であることを強調した背景には，ここしばらくは自殺について口にすることも少なくなっており，新しい彼氏もでき，最近は以前よりも明るくなったように見えたといった事実があった。また，彼女自身，新しいセラピストとの治療にも前向きな気持ちで臨んでいたという。

　その後，母親とヘンリエッタの死を悼む言葉を交わすなかで，私は怖じ気づくのを感じていた。というのも母親は，娘の検死解剖に対して強い懸念を示していたからであった。母親は私に対して，何とかして検視官による強制的な検死解剖を避ける方法はないかと食い下がってきた。母親によれば，彼女の娘はかねてより「私は長生きできない」という予感を口にしており，死後に自分の身体が解剖によって侵害されることをひどく怖れていたという。ヘンリエッタは，死後においてさえも自分の身体を「切り開かれる」事態を回避したいと願っていたわけである。この話を聞いた当初，私は，ヘンリエッタの遺体を発見したばかりにもかかわらず，そのように解剖のことだけを心配し，とらわれている母親のことをいぶかしく思い，母親は彼女の思いを誤解しているのではないかと考えた。しかししばらく話を聞いているうちに，母親が危惧しているのは単に解剖をするかどうかといったことではないかもしれない，と思い直すようになった。実際，次の日になると，ヘンリエッタの母親が抱く懸念の本当の意味がもう少しわかってきた。すなわち，私はあの言葉，「死よりも悪い運命——終わりのない苦悩」という言葉を思い出したのである。母親は私に，ヘンリエッタが感じていた，心の隅々にまで広がった深刻な不安と恐怖を伝えようとしていたのであった。その恐怖と不安はあまりにも強く，そのせいでヘンリエッタは，自分は死んでもなお強姦され，苦悩を永遠に続くものと信じていたわけである。

　なお，ヘンリエッタの人生におけるオピエートの重要性についてもつ

け加えておきたい。彼女にとってオピエートとは，自らを支配し，圧倒する感情——怒り——を弱めてくれる，ただ1つの薬剤であった。オピエートのこうした魅力については，後述するつもりである。

PTSDの経験

第7章で述べたように，『精神障害の診断と統計のための手引き　第4版（Diagnostic and Statistical Manual of Mental Disorders: DSM-IV）』が開発されたことで，精神障害を診断するにあたって客観的な基準が構築された。そのなかには，PTSDの診断基準もある。以下に，DSM-IVにおけるPTSDの症状項目をまとめたものを示す。

- その人は，自分または他人の生命や身体の保全に迫る危険を体験し，それにより強い恐怖感，無力感，または戦慄といった反応を呈している。
- 外傷的な出来事は，何らかのきっかけで繰り返し想起され，その想起は侵入的かつ苦痛を伴う不快な心象，悪夢，もしくは知覚として再体験される。
- その人は，その外傷的な出来事を想起させるものを持続的に回避し，全般的反応性の麻痺を呈する。
- 外傷以前には存在しなかった持続的な覚醒亢進症状により，入眠困難や中途覚醒，いらだちや怒りの爆発を呈する。
- これらの症状は1カ月以上持続する。
- その障害は，社会的，職業的，または他の重要な生活機能における機能障害をもたらす。

私たちの経験では，感情麻痺や覚醒亢進，不安定な行動，交代性に現れる極端な感情——とりわけ激しい怒りなどは，依存性物質の効果に

より抑えられ，安堵感をもたらしてくれる．確かに，症例ヘンリエッタはそうした極端な感情や行動に耐えていたが，それらは自らを飲み込み，死へと至らしめるのではないかと思うほどの強烈なものであった．

PTSD，自己調節，依存性薬物

中枢抑制薬

PTSDは，何よりもまず自己調節の能力に深刻な障害を引き起こす．感情が混乱し，歪められるだけでなく，トラウマは，その人の自尊心や対人関係にまで多大な損害をもたらし，まるで自分が何か悪いこともしたかのように，一生にわたる罪や恥の感覚に苦しむのである．なかでも重要なのは，彼らは人間関係において他者を信じ，満足の得られる対人関係を作り上げる能力を欠いている，ということである．子どもの頃のトラウマにより，たえず自制して防衛的に構え，遠慮する癖を身につけてしまった人にとって，適量のアルコールは，そうした態度や構えを和らげてくれるという点で歓迎すべき効果を持ち，生きるうえで欠かせないものとなるのは，十分に理解できることである．

　アンドレアは，有能な弁護士であるが，12歳からしばらくのあいだ，兄やその友人から繰り返し性的虐待を受けていたことがある．彼女はいつも自分の友人に対して冷笑的な態度をとっていた．医師の友人に対しては，とりわけそうした態度が顕著であった．専門家として人から尊敬される地位を手に入れているにもかかわらず，彼女の評判は，「冷淡である」とか「高飛車である」といったものばかりであった．また，その魅力と成功にもかかわらず，彼女の望みに反して，男性との関係は長続きしなかった．彼女によれば，あるときアルコールが人間関係を調整するうえでの助けとなることを発見したのだという．アルコールが彼女を「解凍」し，仲間とつながるのを助けてくれるわけである．彼女は，アルコー

ルの潤滑的効果なしでは他者と楽しく交流することは不可能であり，それゆえにこそ，彼女は絶望的なまでにアルコールに依存してしまっており，リハビリセンターでの解毒が必要とされる状態を呈していた。

中枢刺激薬

PTSDによってもたらされる自尊心の低さや空虚感を劇的に，そして力づくで克服するために，コカインやメタンフェタミン（覚せい剤）のような中枢刺激薬が持つ，意欲を高め，気分を高揚させる効果を利用する人もいる。

ジェフは，初めてコカインを吸ったときにどれほど劇的に自分が変わったかについて語った。それまでの彼は，無気力で何事にも自信が持てない人間であったという。悲しいことに，彼は，これといった理由もないにもかかわらず父親から殴られる，という幼少期を送っていた。その後，彼は，人生のほとんどの時期において慢性的な自信喪失感と低い自尊心に苦しみ，社交の場や職場での対人関係では，何かにつけて自分を責めたり，細々とした心配をしたりしていた。ある研究者は，トラウマを抱えた人々のことを，「人生に怯えながら生き」，「制限された世界」のなかにいると表現しているが[8]，彼の生き方はまさにそんな感じであった。そのような問題のある生活背景であったにもかかわらず，彼は，自らのトラウマに満ちた幼少期を乗り越え，社会的な成功を収めた，やり手のエンジニアでもあった。彼は，自分の悲劇的な過去を，感情を切り離した淡々とした調子で語り，面接者はゾッとするようなうすら怖ささえ感じたという。

彼によれば，会社のクリスマスパーティーに参加した際，ほろ酔い加減になっていたところを同僚のグループに声をかけられ，コカインを勧められたのだという。そこで，気乗りしないままコカインを少しばかり吸い込んだところ，突然，彼は，それまでの「間抜けな自分」というも

のを感じなくなった。彼は，これまで自分には無縁であった自信や意欲を体験し，かつて勇気がなくて近づけなかった女性と一晩中ダンスをすることもできたという。その後，彼は，毎日，どうしたらもっとたくさんのコカインを入手できるのかといったことばかりを考えて過ごすようになり，気づくとかなりの大金を薬物につぎ込んでいた。彼はばつの悪そうな態度で，まもなく職場では仕事がまったく手につかなくなり，最終的には職を失ってしまったことを語った。

オピエート（麻薬系鎮痛薬）

　これまでも何度か述べてきたように，オピエートは，怒りなどの激しい感情を劇的に抑制する効果を持つ薬物である。それは，いらだちと焦燥に動揺する人を瞬時にして落ち着かせ，リラックスさせる力がある。度重なる暴力と激しい怒りの爆発は，トラウマ経験を持つ人における最も顕著な特徴のひとつである。私たちは，ヘロインを静脈注射する依存症者，治療目的で処方されたオキシコドンを乱用するようになったティーンエージャーたち，さらには，また別種の医療用麻薬であるパーコセットによって強烈な感情を自己治療している医師の治療にかかわってきた。驚くべきことに，オピエート依存症患者は，それぞれの生活背景の違いにもかかわらず，一様に，オピエートがいかに彼らを正常に，穏やかに，あるいは落ち着いて感じさせてくれたかを力説するのであった。私たちは，これまで多数の深刻なトラウマを抱える患者とのかかわりを通じて，オピエートが，トラウマ体験やトラウマ記憶から生じる，耐えがたい激しい怒りや暴力的衝動といったものを，どれほど瞬時にして，そして目を見張るほど顕著に軽減してしまうかを，痛感している。

　その見事な技術で評判の口腔外科医ポールは，長いこと悩まされてきた内的な不快感と怒り，いらだちについて語った。漠然とではあるが，彼は自分のいらだちが，幼少期，おそらく双極性障害に罹患していたと

思われる母親による怒りの爆発，その破壊的な暴力や暴言と関係があると気づいていた。彼は，落ち着きのある，自信に満ちた外科医として評判であったものの，家庭においては，定期的に自分の妻や子どもに対する暴力的な怒りを向けてしまっていた。彼なりに頭では，そういった言動が家族をどれほど傷つけるか，そして，自分にとっても不愉快で，気持ちを混乱させるものをもたらすかは理解していた。彼は恥ずかしそうな態度で，どのようにしてオピエートがもたらす鎮静的で，気持ちを落ち着かせる効果を発見したかについて語った。彼は「それは天国からの贈り物のように感じました。まさしくひと目惚れです。平和を感じ，より愛し，愛されることを感じられたのです」と述べた。彼は，オピエートには感情と行動を改善する効果があるだけでなく，それによって，自宅に持ち帰った書類仕事を片づけるのにも効果があることに気づいた。だが，残念ながら，オピエートとのロマンスは破壊的な結末が待っていた。彼は，違法な方法で自らにその薬を処方していたために，医師免許を停止させられてしまったのである。幸運にも彼は，長い期間の治療プログラムを修了し，さらに長期感，監視下で断薬生活を続けるという集中的なリハビリを経て，再び外科医としての仕事を始めることができるようになった。

　依存性薬物は誰にとっても魅力的なものであるとは限らない。しかし，深刻なトラウマを抱える人にとっては実に魅力的にものとなりうる。トラウマ的な被害を生き延びた人の脳や心は，依存性薬物に対して通常とは異なる反応を呈する傾向がある。トラウマの生物学と心理学が明らかにするところによれば，本来は無関心もしくは嫌悪感さえ引き起こすことさえある依存性薬物であっても，PTSDに罹患する人に対しては，他では得られないような，深い安堵感や快感をもたらすのである。
　症例ヘンリエッタ，アンドレア，ジェフ，ならびにポールは，いずれも，人が経験する最も不幸な運命のひとつである，身体的および心理的

な暴力というトラウマに苦しんできた人たちである。ごらんのとおり，その影響は，深刻かつ持続的であり，しかも圧倒的で，耐えがたいものである。それは，感情を鈍化させ，人間関係に対する心理的な制限や不自然な防衛を作り上げてしまう。依存性薬物は，そのような人を捕捉し，魅了する力を持っている。なぜなら，その薬物は彼らを耐えがたい苦悩から瞬時にして解放し，自らを守るために構築した心的防衛の牢屋から抜け出させてくれるからである。その様態にはさまざまなものがある。アルコールが持つ解放的で，気を紛らわしてくれる効果であったり，中枢刺激薬が持つ気分を高揚させ，意欲を高める効果であったり，あるいは，激しい怒りによる混乱した気分や焦燥感を鎮め，緩和してくれる効果であるかもしれない。しかし残念なことに，自分を変えようとするこうした試みは長続きせず，大抵は依存症が引き起こす別の新たな苦悩によって取って代わられてしまう。無意識のうちに，依存症は，安堵と苦悩が交代性にくりかえすパターンを呈するようになり，それ自体が，抵抗しがたく，人を困惑させるものとなってしまうわけである。まさにそのことが次章での焦点となろう。

第9章

依存症と果てしなく続く苦悩[注5]

　人はときに，常軌を逸した熱烈さをもって苦悩に心を奪われることがある。

　　　　　　　　　　　　　　　　　　　　　　フョードル・ドストエフスキー

　依存症を自ら体験したり，目のあたりにしたり，あるいは，その治療に携わったりした人ならば誰であれ，必ずやそれがきわめて破壊的で，苦痛に満ちたものであるかを理解しているはずである。予期しない副作用，後遺症，中毒，あるいは離脱……いずれの症状であれ，依存症が引き起こすこれらの苦痛や苦悩は，変わることなく深刻である。

　このようにいうと，自己治療仮説を評して，もしも安らぎを得るために心理的苦痛を自己治療しているのであれば，人はなぜ苦痛を長引かせたり，それどころか強めたりさえするような行動を続けるのか，といぶかしく思う人もいるであろう。その答えは単純ではない。答えのひとつはこうである。依存症に罹患している人は，その精神作用物質がもたらす一時的な安堵感や対処を手に入れるためであれば，依存性物質を使用

注5）本章は，既刊の論文，E・J・カンツィアンとA・ウィルソン著『物質乱用，反復，そして依存症者の苦悩の本質 Substance Abuse, Repetition, and The Nature of Addiction Suffering』（A・ウィルソン Wilson と J・E・ゲド Gedo 編『精神分析における階層概念 Hierarchial Conception in Psychoanalysis』所収，p.263-283, Guilford Press, New York, 1993）に一部依拠して執筆された。

し，その結果，依存症に罹患してしまうことによるさまざまな苦痛さえ，自ら進んで引き受けてしまう傾向があるのだ，と。

依存症の再発はさまざまな苦痛を引き起こす。神経科学者にいわせれば，そのような再発という現象もまた，急性もしくは遷延性の離脱が引き起こす生物学的不快感によるもの，ということになろう。要するに，結局のところ，薬を使えば再び後遺症に苦しむはめになると知りつつも，離脱が引き起こす不快感から逃れたい一心で，人は自らが選択した薬物を用いずにはいられなくなってしまうわけである。古典的な理論[1]においても，さらには現代における理論[2]においても，依存症が持つ，反復性の苦痛に満ちた自己破壊的側面は，怒りのような強烈な感情が引き起こす罪悪感への代償として生じた，攻撃的な本能と衝動の結果であろう，と推測されている。さらに，現代の理論家のなかには，依存症に見られる反復性の苦痛が，言葉も記憶もない発達期早期に体験した，漠然とした痛みを伴う，トラウマに関連する感情をやり過ごそうという試みである，という考えを唱える人もいる[3]。依存症における反復性の自己破壊的特徴は，依存症者自身が「狂気の定義」として自嘲的に語る，「同じことを何度も繰り返し，そのたびに『今度こそは』と違う結果を期待している」という言葉と見事に符合している。本章では，このように，繰り返し苦痛を求めてやまない，依存症行動の見られる狂気をとりあげ，いまだはっきりしない部分が少なくないその原因について考察をしてみたい。

依存症の発症プロセス——身体依存と精神依存

本書全体を通し，一貫して強調していることであるが，精神作用物質に依存するプロセスには生理学と心理学の双方が関与している。第12章では，依存性物質がどのようにして脳に作用するのかをくわしくとりあげ，依存症の背景にある化学的機序を説明するつもりである。依存症

者に見られる，心理的苦痛の緩和と増強の果てしなき反復について論じる前に，まずは，依存症の生理学的機序について簡単に触れておきたい。

　ある人が依存性薬物を繰り返し使用するなかで，脳内では，薬物使用を継続させ，いっそう頻繁に使用せざるを得なくするような2つの変化が生じている。1つは，耐性獲得の問題である。これは，依存性物質を定期的に使用しているうちに，同じ効果を得るのに当初よりも多量の物質が必要となってしまう，という現象である。もう1つは，ひとたび耐性が形成されると，身体依存が生じ，薬物使用を突然やめると，その薬物に特有の，苦痛を伴う離脱が出現するようになる，という現象である。たとえばオピエートの場合，離脱には，興奮，焦燥，著明な発汗と悪寒，鳥肌，および心拍数や血圧の上昇といったものがある。アルコール（および，その他の中枢抑制薬）の場合，離脱時には，振戦，発汗，神経過敏，けいれん発作，さらに重篤な場合には，せん妄などの特徴的な症状が出現する。中枢刺激薬の離脱時には，重篤な無気力やうつ状態，不眠，および社会的なひきこもり状態を呈する。

　依存症の生理学的機序は，ケンタッキー州レキシントンの連邦医療刑務所において明らかにされた。かつてそこでは，草分け的な研究者たちが，物質依存症に罹患する被収容者を対象として詳細な研究を行った。その当時はまだ，コカインやメタンフェタミン（覚せい剤），あるいはマリファナといった薬物は，さほど使用されていなかった。コカインとメタンフェタミンの乱用が非常に広く拡大し，多くの人に深刻かつ破壊的な健康被害をもたらすのは，これよりもずっと後のことである。

　医療刑務所での研究が発展することにより，依存性薬物が人に与える生理学的ならびに心理学的影響が明らかにされ，依存症に罹患している人は，遠方の医療センターではなく，自分の居住地で治療を受けることができるようになった。実際，医学全体の飛躍的な技術進歩もあり，私たちは，依存症の発症プロセスに関して，ある程度の神経科学的知見を手に入れることができた。そのような知見のなかには，(1) 一見わ

かりづらいが，再発につながりうる遷延性の離脱や心理的苦悩に関するもの，(2) 依存性薬物に対して最も敏感に反応する脳内部位，および，(3) 人が存する外因性物質と関係している「神経化学伝達物質」や「受容体」と呼ばれる内因性の化学物質の同定，といったものがある。第12章において私たちは，そうした研究の発展とその臨床的意義について広範な検討を行うつもりである。

　本書全体を通じて，私たちは，身体依存と少なくとも同等，もしくはそれ以上に心理学的機制を重視している。とりわけ本章では，自己治療の主な動機である，耐えがたい感情的苦痛を緩和するために用いられる依存性薬物の側にはさほど焦点を合わせず，むしろ，依存症を抱える人が経験する，あいまいで，言葉にしがたい，思考を混乱させる感情の側に焦点を合わせるつもりである。というのも，そのような感情は，依存症に見られる，苦痛を伴いながら反復される，自己破壊的な側面を説明するのに役立つからである。

症例：苦悩するスージー

　スージーは，離婚歴のある42歳のプライドの高い女性であり，10代の息子と娘を持つ母親でもあった。彼女は，いつも飲みすぎてしまう自分の飲酒癖を何とかコントロールしようとして，もう長いこと苦労していた。彼女は数カ月間の断酒を続けていたが，息子の高校卒業を目前にして再飲酒してしまった。

　彼女の説明によれば，再飲酒のきっかけは，自分の両親が卒業式にやってくることで緊張感や不安感があったからだと思うとのことであった。その説明はまちがってはいなかった。しかしながら，その後，いろいろと考えていくうちに，彼女は，アルコールはすでに安堵感よりも苦痛を引き起こすようになっていることに気がついた。さらに彼女は，自分の母親自身がアルコール依存症の両親を持つ娘として，「長い苦悩の人生を

歩んできた」ことを述べ，そうした歴史が自分や母親の性格形成に無視できない影響を与えたと思うとつけ加えた。実際，スージーが成長する過程では，誰も彼女が抱えている問題をとりあげてくれなかったし，彼女自身も語らなかった。彼女の問題は，家族内の混乱を招く厄介なものとして誰もそこに手をつけず，苦痛に満ちた状態のまま，放っておかれた。一例をあげると，彼女が夫と別居に至るまでの20年間，両親は，彼女たち夫婦間にどのような問題が生じているのかをまったく知らなかったのである。

彼女は，家族が集まるという緊張する状況への対策として，「前日に何杯かお酒を飲むのであれば，深刻な事態へと至ることなく，すべては丸く収まるはず」と考えたという。最初のうち彼女は，「卒業式当日，自分は宿酔いなどではなかった」と問題を否認していたが，その後すぐに主張を撤回し，「実は，卒業式の朝，気分が悪くて，体調も優れず，吐き気もしていた」と正直に告白した。

彼女は，自分の飲酒のどの程度までが「苦痛への対処」であったかについて述べた。彼女のアルコール依存症は，彼女の母親が自らの人生から学び，スージーにも教えてきた，「ただ苦しむだけでなく，それに耐えること。それがよい子というものです」という信念と密接に関連しているのだという。さらに彼女はこういった。「たとえ宿酔いになっていても——私の場合，自分が宿酔いだということに気づくのも大変なんですが——，とにかく，それに耐えなければならないのです」。セラピストと話し合うなかで，彼女は，自分の飲酒には，感情的な苦痛を軽減するだけでなく，子ども時代に学んだ，「苦痛に耐える」という目的もあったことに気づいた。

感情，反復，薬物依存症

これまで本書では，心理的苦悩を緩和し，感情，自尊心，人間関係，

さらには自分の行動をコントロールする際に，依存症者はどのようにして依存性物質を必要としてきたのか，といったことを主なテーマとしてきた。依存症が依存症たるゆえんは，まさにこのような必要性という点にある。依存症予備軍ともいうべき人は，偶然にも，精神作用物質がしばしのあいだ苦痛を和らげてくれたり，気分を落ち着かせてくれることを発見し，それを繰り返し使用するようになる。しかし，決してそのつけを支払う必要がないと考えているわけではない。依存症的な行動を続けることにより，短期的にも長期的にも深刻な苦痛と調節不全に見舞われることは，あまりにも明らかである（短期的な弊害としては，宿酔いがあげられよう）。

　以下に示すのは，そうした依存症行動によって引き起こされる弊害の一部である。

- 衰弱
- 皮膚の感染症，潰瘍，あるいは創傷
- 実年齢よりも老けて見える外観，容貌の低下
- 落ち着きのなさや不安
- いらだち，焦燥
- 意気消沈，気分の落ち込み
- 混乱した思考，被害妄想
- 幻視
- 「皮下を虫が這う」といった幻覚体験

　上述した反応のなかには，乱用薬物による急性の効果として見られるものもあれば，慢性的な使用によって引き起こされるもの，あるいは，物質使用からの離脱によって出現するものもある。すでに本書の別のところで述べたように，こうした反応は，乱用薬物の種類，あるいは，その薬物が持つ薬理効果や離脱の有無によって多少の違いがある。ただ，

いずれにしても，依存症者は，依存症に罹患してまもない段階から，こうした苦痛を伴う結果を避けることはできないことには気づいている。それどころか，その物質を使用しつづけるかぎり，苦痛は持続するものである，ということさえも理解している。それでは，依存症に見られるこうした側面——つまり，苦痛を甘受するという側面——は，心理学的および精神力動的観点からどのように説明されうるだろうか？　そして，こうした現象は，「苦痛に対する自己治療」を唱える自己治療仮説と矛盾する現象なのであろうか？

　早くから精神力動的な観点から依存症に関する研究を行っていた精神分析医サンドール・ラドー Sandor Rado は，依存症者にとって「快楽」と苦痛とは等価であると主張している[4]。ラドーがいう「快楽」とは，物質依存症者が抱える心理的苦痛と不快感（ラドーのいう「緊張を伴ううつ状態」）が緩和されることを意味している。私たちもまたそうかもしれないと考えている。ラドーはさらに，身体依存と不快な離脱は，その苦痛を伴う結果にもかかわらず，依存症行動を促進している可能性があるとも論じている。確かに私たちの臨床経験をふりかえってみても，長いあいだ断酒や断薬を続けた後の再飲酒や再使用のすべてが，必ずしも心理的苦痛（私たちが本書全体を通して重視している動機）の存在が原因となっているわけではない。それどころか，再飲酒や再使用の多くは，比較的精神的に落ち着いている時期，あるいは深刻な悩みごとがない時期にこそ起こる傾向がある。そのような時期に再発した患者たちは口をそろえてこういうのである。「『もう大丈夫』と感じたり，気分がよかったり，あるいは退屈を感じたりしたときに使ってしまうんです。薬物を使えば，最後はひどい気分になるってわかっているけれど，でも使いたい気持ちを抑えることができないんです」。

　報道業界では知る人ぞ知る有名人ジョンは，ヘロインの使用をやめ，もはや離脱や薬物への欲求を意識することもなくなっており，安定した

断薬生活を送っていた。彼は，恋人とのあいだに安定した，思いやりに満ちた関係を維持しており，自分のキャリアに関しても安定と満足の時期を迎えていた。さらには，それまではかなわなかった，自分の両親とのより円満な関係を得ることもでき，まさに順風満帆といったところであった。

　ある日，彼は，腕にギブスを巻いて治療のセッションにやってきた。彼によれば，友人とフットボールで遊んでいる際に骨折したとのことであった。腕の骨折にしても断薬生活にしても決してつらかったわけではないが，それにもかかわらず，彼は再びヘロインを使いたい気持ちになってしまったと語った。興味深かったのは，彼自身が説明する使用動機であった。今回の動機は，それまでのヘロイン使用の動機であった，「強烈な怒りの感情を消したい」というものではなく，「自分の感じ方を変えたい」というものであったからである。彼は，「あのね，先生。ハイになるかどうかはわかりませんけど，わかっているのはどちらにしても朝になれば気分が悪いだろうということです。でも少なくともそれをすれば，自分がどう感じ，なぜそう感じているかわかるでしょうから」と述べた。これは，彼にしてはずいぶんと自らの内面をさらけ出した発言といってよかった。なにしろ，彼は自分の感情に気づき，それを言葉にするという作業が非常に苦手であったから。

　ジョンは治療グループへの参加を再開した。そのグループセッションでは，なぜジョンの再使用欲求が高まったのか，そして，他のグループ参加者たちがなぜ断薬と再使用を繰り返すのか，という問題が浮き彫りになった。セッションのなかで，参加者は，それぞれが選択した薬物がいかにさまざまな感情的苦痛を軽減してくれたかを語ったが，その一方で，薬物を使用すればそれに伴ってまた別の苦悩や悲惨な事態が生じたことも認めていた。セッション中，ジョンは疲れ，退屈していた。そんなとき，唐突に歯科医のマークは，「俺たちは薬物がもたらす安堵と同じくらい，薬物がもたらす悲惨さにも心惹かれている」と語った。彼は，

「それまで抱えていた悲惨さは，自分が引き起こしたものであり，少なくとも自分でコントロールできるものであったが，薬物使用を引き起こした悲惨さは，到底，自分でコントロールできるものではなかった」とつづけた。自己治療仮説に関する私たちの著作をよく読み込んでいる別の参加者は，マークの発言を受けてこういった。「ドクター，俺たちは，薬物を使用するのは，自分が安堵感を求めているからだと思い込んでるけど，実際は違うよね。安堵は10％，90％は悲惨さだよ」。

　私たちの臨床経験では，治療中の患者がこのような発言をすることは少しもめずらしいことではない。依存症患者が自らの感情や問題に向き合い，それらを言葉できる能力を発達させるのを手助けすることを目的とした心理療法においては，ことにそうである。このように，依存症によってもたらされる悲惨さや数え切れないほどの苦痛に満ちた不幸を観察し，患者自身の発言を聞くことを通じて，私たちは否応なしに，依存性薬物が持つ，一方で苦痛を緩和し，他方で苦痛を永続化させるという，複雑な二面性を思い知らされる。それは，私たちに，苦痛の永続化には特別な動機があるかもしれないことを示唆している。そして，そのような動機を理解するには，感情や自己愛，さらには人間関係の問題（これらはいずれも，私たちがこれまで強調してきた自己調節の問題である）というものが，いかにして人に特定の行動の反復を強い，それによって彼らかが置かれた悲惨な事態をコントロールし，変化させようとするのかを明らかにする必要があることも示している。ある依存症者の言葉を用いれば，まさに「狂気には狂気になるだけの理由がある」ということになろう。私たちは，依存性薬物の使用動機として苦悩を緩和するという意図を重視してきたわけだが，おそらくそれと同程度に，依存症にもとづく行動がもたらす否定的かつ苦痛を伴う結果という，いわば依存症における強迫的側面も無視できないのであろう。私たちは，こうした，一見矛盾した薬物使用の動機を説明するのは，個々の依存症者に

おける個人差であろうと考えている。すなわち，彼らが経験する感情の種類と強度，そして，感情の処理や表現の方法がどのようなものであり，さらに，依存症行動が引き起こす反復性の苦痛が人生のさまざまな局面に対処するうえでどのように役立っているのか。こうした点に関する個人差である[注6]。精神作用物質は，耐えがたい感情的苦痛を和らげるだけでなく，言語化しがたい，思考を混乱させるような苦痛への対処するのを助けることもある。

次項では，感情生活がどれほど複雑なものであり，そうした複雑さがどのようにして依存症行動が持つ性質——すなわち，反復性や自己破壊性，さらには苦痛を永続化させる性質——に寄与しているかをとりあげる。

感情生活における歪曲

過去50年間におよぶ依存症に関する心理学的研究は，依存症を抱える人が自らの感情を体験し，それに対処する方法が，きわめて特異なパターンを示すことを明らかにしている。さまざまな行動障害，パーソナリティ障害，および心身症に罹患する患者など，その他の特定の集団を対象とした症例対照研究では，これらの障害を抱える人もまた，同じく自身の感情に対して困惑することが明らかにされており，感情体験に関しては，これらの患者は依存症者と同様の問題を抱えている可能性がある。こうした集団，なかでも依存症やその他の行動障害を抱える人の一群に見られる，感情体験とその表出の特徴的なあり方を示す用語とし

注6) すでに指摘したように，多くの場合，自己治療は，極度に強烈で耐えがたい感情に襲われ，さらには，忍容度を超えた痛みの感覚に圧倒され，防衛機能が破綻してしまったときに行われる。依存症患者において，そうした強烈で耐えがたい感情は，いっさいの事象と切り離されたような空虚感との間で連続体をなしている。したがって，おそらく患者は，疎隔され，切り離され，現実感があいまいになった混乱のなかで，依存症的な行動をすることで，その痛みをむしろ永続化させようとしているのであろう。

て，すでに失感情症，情動不安，感情反応欠如，感情欠落，感情応答低下症，および無感情反応などといった用語が提唱されている。たとえばある同僚によれば，ある物質依存症患者は，母親が亡くなったという電報を受け取って，「朝っぱらから，なんとも難儀なことだ」と口にしたという[5]。こうした表現と反応は，物質依存症に罹患する人では，感情的苦痛に耐えられないだけでなく，感情的苦痛の体験自体が漠然としていたり，混乱していたり，歪曲されたりしている可能性を示唆する。このことは，通常であれば極端な感情を引き起こしうる体験が，まったく何の感情反応も引き起こさず，と思えば急激に衝動的な行動におよぶといった，無反応から暴力的な爆発へとあまりにも急激な揺れ動きを説明する際のヒントになる。同じように，母親の死の知らせを受けた患者に見られたような，独特の反応の鈍さをも説明するであろう。要するに，依存症をはじめとした特定の問題を抱える人が苦しむのは，ある感情を耐えがたいほど強烈かつ圧倒的なものとして体験しやすいからだけではなく，そうした感情を十分に体験できなかったり，全く感じていなかったり，あるいは，漠然としたあいまいな感情としてしか体験できなかったりするからなのである。

　これまで見てきたように，依存症を抱える人は実にさまざまな感情反応を呈する。実際，私たちは，依存症を抱える人の内的感情体験が通常とは著しく異なることに，何度となく驚かされてきた。私たちは，依存症をはじめとするさまざまな精神障害を抱える成人における，強烈にして特異的な苦痛や苦悩を説明する際に，生育過程におけるトラウマ体験や過酷な生育環境の影響を重視してきた。しかしそうした説明だけでは，子ども時代の虐待やネグレクトといったトラウマ体験が，どのようにして成人期における感情体験や感情表出のあり方を歪め，変化させてしまうのか，といった疑問に答えられない。これまで物質依存症を抱える人に関して，「軽佻浮薄」とか「口先ばかりのペテン師」といった特徴が指摘されてきたが，実際には，彼らは決しておしゃべりでもなけれ

ば，愛想がよいわけでもない。むしろ人前では萎縮し，わだかまりなく他者と打ち解け，感情的な交流をするのが苦手であることのほうが多い。私たちの臨床経験では，物質使用障害に罹患する患者の多くは，程度の差はあれ，自らの感情体験，感情処理，自分の感情の効果的な伝え方といった点で能力的な制限があり，そうした特徴は他では見られない特異的なものであるように感じている。すでに述べたように，通常，強い感情を喚起される体験に直面して，そうした患者はまるでいっさいの感情を持っていないかのように見える。それでいて，ストレス負荷が高まった状況において，突然，暴力的なまでの感情の爆発を呈することもある。また，ときとして，苦悩や恐怖，あるいは苦痛の兆候をさほど呈することなく，生命を脅かされるようなトラウマティックな出来事について詳細に語ったりすることもある。

　前にも引用したヘンリー・クリスタル Henry Krystal 博士は，トラウマ治療の専門家である。彼は，感情の発達論的プロセスを提唱している。すなわち，心理的発達の始まりにおいては，感情は身体的なものとして体験されたり，未分化なものであったり（すなわち，不安や抑うつなどの感情が区別されていない），言葉化されていない。しかし，成長に伴って成人期へと近づくにつれて，感情を主観的に体験できるようになり，情動は不安を抑うつと区別され，感情を表現する言語表現も伴うようになる[6]。しかし，クリスタル博士によれば，生育過程におけるトラウマティックな環境への曝露，もしくは，成人後のトラウマティックな出来事への遭遇のいずれかによってこの発達プロセスが歪められてしまうと，身体的兆候によって感情を体験もしくは再体験するようになり，自らの感情を同定したり，言語化したりすることができなくなるという（失感情症）。前述した，感情を体験したり，表現したりすることの困難さという特徴の一部は，虐待やネグレクトといったトラウマ体験により，感情生活における発達停止もしくは退行に由来するといえるであろう。クリスタル博士は，物質依存症患者の観察から，患者の多く

第9章　依存症と果てしなく続く苦悩　117

が，自分がいま悲しいのか，疲れているのか，空腹なのか，具合が悪いのかを自覚したり，弁別したりできないことを指摘している。回復途上のアルコール依存症者は，感情が自分の行動に対してどのような影響をもたらすのかを知るために，空腹（Hungry），怒り（Angry），孤独（Lonely），疲れ（Tired）を指す「HALT」という頭文字を用いて，自らの断酒生活の維持に役立てているが，ここまでの議論を踏まえれば，そうした工夫が何ら不思議なものではないのがわかるであろう。精神分析医のジョイス・マクドゥガル Joyce McDougal は，通常，強烈な感情を喚起するはずの出来事に対する，物質依存症患者の感情表出の欠如，それでいて依存的かつ衝動的な行動をとりやすい傾向を指して，「感情反応が欠如した人 dis-affected」と表現している[7]。ブルムザー Wurmser は，依存症者に見られる感情体験やファンタジーの表現能力の低さの原因として，「低象徴化 hypo-symbolization」と呼ばれる障害の存在を想定している[8]。

　20世紀後半以降になされた，依存症者を対象とした研究は，私たちが依存症者における感情の複雑性を知り，そうした特徴が依存症者の行動に与える影響を理解するうえで，きわめて重要な貢献をしている。そうした研究は，依存症者をはじめとする，感情体験のあり方に問題を抱える成人の反応特性を解明するために，幼児の観察研究から得られた知見を援用することで，大きな進歩を遂げてきた。ある研究者は，「人生における最も重要な体験のなかには，いまだ言語化されていないものもある」と指摘し，そうした体験が成人期における「行動と感情における永続的な反応」を引き起こす機序に関して，説得力のある理論を展開している[9]。この研究者は，幼児の観察研究から，幼少期という人生早期の体験が成人後にも無視できない影響をおよぼすことを見出し，もしもそうした体験の記憶がない場合は，その体験は，私たちが知覚し，行為し，行動するに際して自動的に心理的構造（パーソナリティ）に組み込まれると指摘した。このような研究は，依存症行動の狂気じみた不変の

特にして，次項でとりあげるテーマであるところの，反復の心理に対する理解を深めてくれるものといえよう。

反復の心理

　精神分析家たちは，ドストエフキーやその他の作家たちと同様に，苦悩を追求し，それに耐えしのぶ人間の強さについて思索を深めてきた。1920年にフロイトは，人間の破壊性を説明するための作業仮説として，「死の本能」という攻撃衝動に関連した概念を提唱した[10]。さらに同じ論文のなかで，彼は「反復強迫」という言葉を紹介し，なぜ私たちは，苦痛が伴うにもかかわらず，ある特定の行動を繰り返すのか，という問いに答えようとした。その際，彼は，遊びのなかで子どもが「受動的不快」を能動的支配へと変えるプロセスについて考察を行った。彼は，人間の攻撃性や自己破壊的本能を重視したが，この問題に関する彼の最も重要な指摘は，人間が行う反復行為には，不快感情に対処し，それに打ち克つのに役立つ機能がある，というものであった。すなわち，彼は，快楽の追求だけでは人間をある行動に駆り立てる欲動を説明するのには十分とはいえず，攻撃的本能にもとづいた行動もあると考えるにいたったのである。この定式化から明らかなように，今日，依存症者を「快楽追求者」とか「自己破壊的性格」と見なすある種の否定的なステレオタイプは，部分的にフロイトが提唱した概念に起源を持っている。

　他の精神分析家たちは，反復行動についてのもう少し肯定的な解釈を行っている。すなわち，反復とは快楽追求や自己破壊のためのものではなく，たとえ満足が得られないとしても，重要他者とのつながりや心地よさを求めるためのもの（すなわち，かたくなな愛着 obstinate attachment）であると主張している[11]。さらにまた，マゾヒズムを専攻する別の研究者は，次のように述べている。

それは，トラウマ，すなわち，外的世界との葛藤により生じる苦痛を，内的世界へと持ち込むことで，支配とコントロールといった錯覚を作り出そうとする試みである。それはあたかも，少量の苦痛を自らに接種することにより，圧倒的で巨大な現実の苦痛から自らを保護しようとしているかのように見える[12]。

　幼少期にアルコール依存症の父親によって繰り返し身体的虐待を受けた患者は，再飲酒を繰り返してしまう自身の状況をふりかえって，次のように語った。「再飲酒するたびに，いつもとてつもない罪悪感と恥の感覚に苛まれてしまいます。それにもかかわらず，つまり，自分がどんな思いに苛まれるのかわかっているにもかかわらず，それでも私は再飲酒を繰り返してしまうのです。もしも再飲酒しても罪悪感を覚えないですむとしたら，私は激しい怒りに駆られ，私を虐待した父親……それに，学校の教師たちに復讐したい衝動に駆られてしまうでしょう」。

　古典的および現代における精神分析的観点から，この反復性の心理に関してさらに理解を深め，追求したいと思う方は，本章で私たちが列挙した，フロイト，フェアバーン Fairbairn，ゲド Gedo，あるいは，モデル Modell といった人たちの著作を読むとよいであろう。本章の最終節にあたる次節では，依存症者における苦痛を伴う反復にはどのような目的と動機があるのか，といった問題を取り上げたい。

依存症が引き起こす苦悩の反復——その本質は何か？

　私たちの理論を含めて，精神分析的立場からの依存症の病態に関する理論は，依存症を抱える人が依存性薬物によってどのようにして感情的苦痛を緩和するのか，といった問題を重視している。そして，そのような立場からいえば，依存症を抱える人が精神作用物質を使用するのは自分の感情を変えるためであると断言しても，これは決して間違っていな

いと考えるべきであろう。依存性物質は「心（気分）を変える」という格言とは異なり，それはむしろ「感情」を変えるものと言い換えたほうが真実に近いかもしれない。依存症者が求める変化としては，私たちは感情的苦痛からの解放というものを重視しているわけだが，そのような目的から物質を摂取すれば，遅かれ早かれ別の苦悩がもたらされてしまう。つまり，苦痛の存在が依存性薬物へと導いても，結果的に苦痛は消えないわけである。とはいえ，こうした現象を神経科学的な観点だけから見た場合，依存性薬物の使用が引き起こす苦痛とは，単に，薬物が脳に作用したことによる，好ましくない生物学的影響ということとなってしまう。

　しかしながら，前節で概説した，感情体験の機能不全およびその歪曲に関する研究は，なぜ物質依存症者が自らの感情的苦痛に対して反復的行為や依存症行動という特異なかたちで反応するのか，という問題を検討するための基礎となる知見を示してくれている。その表向きの狂気じみた様相はさておき，依存症行動の反復それ自体には理由があり，その行動を反復することによって一定の目的は果たしている。本章で私たちが強調したように，依存症者は一時的には自らの苦痛を変化させることに成功するものの，結果的には苦痛を永続化させ，悪化させてしまうことが多い。彼らは，苦痛をコントロールしながら，同時に苦痛にコントロールされてもいるようにも見える。感情反応の欠如や依存症行動の反復といった現象を詳細に検討すると，依存症者が，苦痛を緩和する薬物の薬理作用に頼りながら，同時に薬物によって引き起こされる苦悩を受け入れ，さらにはそのような苦悩を利用する理由が見えてくる。以下に続くパラグラフに示すのは，以前に出版された著書の一節と同じものである。そこには，依存症行動に見られる動機の二重性が，どれほど依存症者の目的にかなっているのかが書かれている。

　薬物使用を試み，その効果を自らの身体を通じて体験した依存症を抱

える人は，薬物が安堵をもたらしてくれるだけでなく，感情をあいまいにし，自らを混乱させることで，逆説的にセルフコントロールを実現できることに気がつくはずである。つまり，彼らは，薬物の効果によって現在における苦痛の状態を緩和するだけでなく，あいまいで混乱した感情体験を受動的なものから能動的なものへと変えることができる。依存症を抱える人は，これまで受動的に体験してきた苦痛や不快，あるいは空虚感などが混ざり合ったものを，薬物使用と使用後のさまざまな影響がもたらす無痛状態や安堵感，さらには不快や苦痛などの混ぜ合わさったものへと積極的に変えているのである。

　これまでも指摘してきたように，「意識状態を変える」とか，「気分を変える薬物」などといった表現は，一般には薬物使用への衝動に関連して用いられることが多い。しかし，私たちにいわせてもらえれば，「変える」という表現は適切だが，薬物の使用動機を説明する際に，「意識」や「気分」を変えるという表現を用いるのは，誤解を招きかねない。実際には，人は薬物を用いることで，感情の質と量を変えている。もう少しくわしくいえば，彼らは，自分には理解できない不快感を，自分がよく理解している薬物が引き起こす不快感へと置き換え，それによって，コントロールできない苦悩をコントロールできる苦悩へと変えている[13]。これが重要なポイントである。

　本書の中心的なテーマは，依存症を抱える人たちは深刻な感情的苦痛に苛まれており，彼らにとって依存性薬物は苦悩を和らげる手段となるだけでなく，感情や自尊心，人間関係，行動といったものを調節する際の困難さを軽減してくれるものでもある。しかし，心理的苦痛や苦悩を自己治療するという動機であるにもかかわらず，薬物を使用することは別の苦痛を引き起こしてしまう。本章では，なぜ依存症を抱える人はそのような苦痛に耐えながら薬物を使用してやまないのか，といった問題を取り上げ，その心理的機制についての説明を試みた。

私たちが主張したのは次のようなことである。すなわち，依存症に見られる独特なパワーの少なくとも一部と，それが持つ強迫的な性質は，苦痛を永続化させようとする必要性から生じたものである。その場合，それまでの耐えがたい感情的苦痛を緩和するという動機から，感情——言語化困難な，自分で困惑してしまうほどのあいまいな感情——をコントロールするという動機へとスイッチが切り替わるわけである。そのような依存症者は，「自分には理解することができないし，また，コントロールすることもできない」といった性質の苦悩を，「自分が理解することができ，コントロールすることができる」性質の苦痛や苦悩へと置き換えている。要するに，依存症には苦痛の緩和と苦痛の永続化という2つの面があり，そのいずれの場合も，その人なりに心理的苦悩を調節しようとする試みといえる。

第10章
ニコチンとマリファナにおける自己治療仮説

　ニコチンとマリファナは，アルコールと並んで，最も使用者人口が大きく，また，最も高頻度かつ不適切に使用されている依存性物質である。マリファナの乱用と依存症は，他の薬物や嗜癖行動のように破壊的かつ有害な結果を引き起こしはしないが，ニコチン依存症に関していえば，それに伴う悲惨で，破壊的な弊害は無視できないほど深刻である。ちなみに，最近の研究では，マリファナについても，肺の損傷，急性中毒性精神病，記憶障害，さらには致命的な脳障害といった深刻な健康被害をきたすことが報告されている[1]。

　ニコチンとマリファナの深刻な蔓延状況，あるいは，ニコチンがもたらす致命的な結果を考えれば，当然，「これらの依存性物質こそ，いの一番にとりあげ，自己治療仮説との関係を論じるべきなのではないか」という意見もあろう。本書がニコチンとマリファナを後回しにしてきたのは，以下のような理由からである。(a) ニコチンやマリファナの依存症を主訴として精神科に受診する患者は非常にまれであること。(b) 他の依存性薬物と比べると，これら2つの薬物には，これといった特異性や嗜好性が見られない場合が多いように思われること。(c) マリファナに関していえば，耐性や依存症がさほど生じないように思われていること。(d) これら2つの薬物への依存症の治療を求めて精神科に受診する人が少ないために，必然的にニコチンやマリファナを使用し，精神

依存を呈するにいたった動機を精神科医が評価し，検討する機会が少ないこと。

本章では，人がニコチンとマリファナを乱用し，依存症に罹患するようになった場合，はたしてそこに自己治療的な動機があるのかどうか，また，これらの薬物の依存症が，他の物質依存症や嗜癖行動と類似した点があるのかどうか，といった問題をとりあげ，それらに関する臨床的知見や実証的知見について概説を試みたい。

ニコチン依存症

本章を書こうとまさに心に決めていた日，ボストン・グローブ紙にニコチン依存症に関する記事が掲載された。その記事は，「1年間に米国で発生する死の5つに1つは，喫煙が原因となっている」という文章で始まっていた。この記事を読んだ人全員がすぐさま禁煙を検討せざるを得なくなるような，実に驚くべき統計データであった。喫煙は，がんや心臓疾患，あるいは，他の深刻な医学的疾患の発症率を有意に高める。こうした合併症の治療に要する医療費の総額は，全米で年間755億ドルにものぼるといわれている。過去40年のあいだで国民における喫煙率は著しく低下してきたが（1965年の喫煙率は約42%であった），喫煙率が約24%まで低下した1990年以降はほとんど低下していない。こうした状況を見てみると，私たちは改めて，その使用を理性や意志の力ではコントロールできず，多くの人たちの健康を無意味に損なっている，ニコチンという依存性物質について検討しなければならないのであろう。実際，心理学的問題による苦痛や，精神障害に付随する生物学的要因がニコチンに対する感受性を高める，という報告は枚挙にいとまがないほど存在する。また，神経科学の発展により，経気道的に摂取されたニコチンと脳内の化学伝達物質・受容体システムとの相互作用により，心理学的および精神医学的な脆弱性を強め，この薬物に対する依存度を促進

する，という報告もある。

　従来，ニコチンは中枢刺激薬に分類される薬物と考えられてきたが，ニコチン依存症研究の第一人者であるジョン・ヒュース John Hughes 博士は，その薬理作用は多くの依存性物質ほど特異的でないと指摘しており，私たちも彼の見解を支持している。そのような理由から，ヒュース博士はニコチンのことを「革新的な薬物 Renaissance Drug」と呼んでいる[2]。彼がそう呼ぶ根拠は，以下のようなニコチンの薬理作用にある。

・集中力を高める
・不安やうつを緩和する
・怒りを和らげる
・食欲を抑える

　さらに彼は，16 歳の喫煙者を対象とした観察から，以下の薬理作用を指摘している。

・学業への集中力増加
・気分のコントロール
・攻撃性亢進（特に男子）
・体重増加（特に女子）

　これと同じことは，臨床場面においても認められる。たとえば患者に，タバコを吸うことによって生じる変化を尋ねた際，次のような回答が得られたことがある。曰く，「気分の向上が必要なときには気分を高めてくれますし，落ち込む必要のあるときは落ち込ませてくれます」。ここにもまた，神経科学の知見と臨床経験とが一致した例を見出すことができる。すなわち，ニコチンは，脳の側坐核と前頭前皮質へと投射される中脳皮質辺縁系のドパミン作動性システムのなかで，脳内のニコチ

ン性アセチルコリン受容体にはたらきかける。簡単に説明すると，第12章でも述べているように，側坐核，前頭前皮質，中脳皮質辺縁系という脳の3つの領域は，報酬，喜び，感情を処理するうえで重要なはたらきをしている。実際，最新の神経画像研究の技術を用いて薬物の脳に対する影響を調べてみると，ニコチンはまさにこの3つの領域の活性を高めるはたらきを持っていることが確認できる。重要なのは，ニコチン性受容体には，機能や体内での分布，あるいはニコチンに対する感受性がさまざまに異なるサブタイプがいくつかあり，そうした特徴が臨床的に観察されるニコチンによる多様な薬理作用の原因となっている，ということである[3]。

　ニコチンの魅力を明らかにするにあたって，ヒュース博士が10代の若者を対象として調査をしたのは，まさに慧眼というほかない。ニコチンの場合，摂取経路（主に喫煙）が特徴的であり，そのため摂取する頻度や量はどうしても多くなりやすく，結果的に精神作用物質に影響を受けやすい人，すなわち若者にとっては依存性が高い薬物である。気道から吸い込まれたニコチンは，肺胞で濃縮されて末梢循環へと入り込み，直接脳へと運ばれる。1日あたりのタバコの消費量を1箱もしくはそれ以上と仮定し，タバコ1本につき5～10回吸うと考えると，毎日数百回分のニコチンが脳へと到達することになる。そのような高い頻度で定期的かつ日常的に使用され，人の生活のなかに根を下ろす薬物は，たとえ成人の薬物依存症者を含めても，ニコチン以外には存在しないように思われる。ニコチンがきわめて依存性の高い物質となっている背景には，こうした生理学的，生物学的な特徴があるからなのである。加えて，ニコチンには，日常的に遭遇する軽度の心理的苦痛から，統合失調症やうつ病などの精神障害に伴う強度の苦痛まで，さまざまな感情的苦痛を緩和する作用がある。このように考えてみると，ニコチン依存症がきわめて難治であり，最終的には命にかかわる事態まで引き起こすというのも，さほど不思議なことではないのかもしれない。

初めて喫煙を経験した人の多くは，不快な副作用（めまい，イライラ感，喉や肺の炎症など）を体験し，これに耐えられないがために，幸運にもニコチンに依存することなく，後の人生を過ごすこととなる。しかし不幸にも，一部には，そうした副作用に耐えることができてしまったり，副作用が喫煙を諦めるほどの不快に感じなかったりする人もいるのである。他の依存性薬物の場合と同様に，誰であれ定期的に喫煙していれば，最終的に依存症に罹患してしまう危険は高い。というのも，その生理学的な依存性だけでなく，ニコチンには，感情的苦痛やさまざまな精神障害がもたらす苦悩を緩和する効果もあるからである。

　ニコチンがこのような効果を持っていることの根拠をあげてみよう。たとえば，かねてより統合失調症患者における喫煙率の高さは関心を集めてきた。今日，一般人口における喫煙率は約 24％であるが，これに対して，統合失調症患者の喫煙率は，なんと 75 ～ 90％と推定されている。統合失調症患者の場合には，禁煙するのも容易ではない[4]。このような統合失調症患者とニコチンの高い親和性には理由がある。ニコチンには，統合失調症の治療薬の副作用を緩和する効果がある。また，倦怠感，失快楽症，感情鈍麻，注意力障害といった，統合失調症の陰性症状を緩和する効果もあるといわれている。第 7 章でも述べたように，それらの症状は，容易に言語化しがたいものであり，患者に深刻な苦痛をもたらすが，喫煙によって少しは緩和することができるのである。

　過去 20 年間の研究によって，大うつ病性障害や抑うつ症状とニコチン依存症とのあいだには有意な関連があることが明らかにされてきた。たとえば，1200 名を対象とした，21 年にもおよぶ誕生コホート調査では，思春期においてうつ状態を呈した人は，後年にニコチン依存症となる危険が有意に高いことが明らかにされている[5]。また，大規模な全国疫学調査のデータベースを利用した分析では，抑うつ症状が高まるにつれて喫煙率が高まるとともに，禁煙率も低下するという知見が報告されている。なかでも特筆すべきなのは，9 年後の追跡により，抑うつ症

状を呈していない喫煙者の禁煙率は，抑うつ症状を呈する喫煙者の禁煙率の約2倍も高いことが確認されていることである（それぞれ17.7%と9.9%）[6]。別の研究では，大うつ病性障害の存在は，喫煙率の高さと禁煙成功率の低さのいずれとも強い関連性を持つことが明らかにされている。しかもその研究では，臨床的な観察から，大うつ病性障害に罹患する喫煙者の多くで，禁煙後に「重篤なうつ症状」の段階的な増悪を呈し，また，喫煙再開後，わずか数時間で抑うつ症状が消失することが報告されている[7]。『米国医学会雑誌 Journal of the American Medical Association』の副編集長であるリチャード・グラス Richard Glass 博士は，先に述べた2つの論文に対するコメントのなかで，これらの研究知見は自己治療仮説を支持するものであり，喫煙者は，罹患する大うつ病性障害の症状や，そこまでは重篤でない抑うつ症状を緩和するためにニコチンを用いている可能性があると述べて，発言を締めくくっている[8]。

ジュディス・ブルック Judith Brook 博士らは，喫煙者と非喫煙者の追跡した比較研究から，ヘビースモーカーは，思春期に喫煙を開始している人が多く，社会的慣習から逸脱した行動を示す傾向があり，心理的苦悩を体験している人が多いことを明らかにしている[9]。他の研究も含めた広範なレビューを行うのは本章の範囲を越えるものであるが，ここでは，大量喫煙やニコチン依存症が心理的苦悩と密接に関連していることを示唆する研究をもう1つだけとりあげておく。ナオミ・ブレスロウ Naomi Breslau 博士は，主観的な苦悩を測定する尺度を用い，神経症的性格，否定的な感情，絶望感，および，全般的な感情的苦痛がニコチン依存症に関連していることを明らかにしている[10]。

マリファナ乱用

ニコチンとは対照的に，習慣的もしくは多量のマリファナ使用，あるいはマリファナ依存症がもたらす否定的な影響についてはさまざまな議

論があり，弊害はごくわずかでしかないと主張する専門家もいれば，きわめて深刻であると訴える専門家もいる[11]。肺障害をはじめとする身体医学的合併症を別にすれば，マリファナの健康被害が深刻であると訴える専門家は，その根拠として，意欲や自発性の障害（動因喪失症候群）とともに，パニック障害やうつ病，あるいは精神病の発症など，よく知られている精神障害の誘因となることをあげている。

　前述したように，マリファナがかつていわれていたほど無害とはいえないことが徐々に明らかにされている。どうやら私たちの社会はこの物質に関して両価的感情を抱いているらしく，おそらくはそのことがマリファナに関する調査や理解を妨げてきたのであろう。マリファナは，その使用が流行した世代に評価され，以来，その当時の評価が再考されないまま，今日に至ってしまっているように思われる。その結果，マリファナが比較的無害な物質であるという誤った考え方を私たちの社会に残すこととなってしまった。その両価的感情は，私たちのうちの一人（マーク・J・アルバニース）が，最近，ある治療施設の顧問を依頼された際に経験した出来事からも明らかといえよう。その施設には，ヘロイン，コカイン，アルコールなどの物質を慢性的に乱用している人を対象とした治療プログラムがそろっていたが，なぜかマリファナ乱用者を対象とした治療プログラムだけは存在しなかった。どうやら施設側のほうに，マリファナ乱用を治療対象とすることに対する躊躇があるようであった。そこには，「だってマリファナでしょ？　マリファナなんかみんなやってるじゃない？」という，一種の暗黙の了解が存在しているようであったのである。もちろん，現在は，同施設でもかつてに比べてマリファナの弊害に関する理解が共有されるようになっている。

　それでは，マリファナは人体にどのような影響をおよぼすのであろうか？　現在，脳内には少なくとも2種類の内因性カンナビノイド受容体が存在することがわかっている。患者の多くはマリファナには精神的な平穏化作用があると述べていることから，カンナビノイド系には不安や

恐怖を調整するはたらきがあると推測できるであろう[12]。最近行われた，ラットを用いた基礎研究によれば，ストレスに関連した苦痛が天然カンナビノイドの投与によって緩和されるという[13]。

興味深いのは，マリファナ使用と精神障害の発症に対する遺伝的な影響に関する研究知見である。たとえば，二卵性双生児の一方に17歳以前における大うつ病性障害もしくは自殺企図歴が認められた場合，そのような早期のうつ症状や自殺企図が認められなかった他方に比べて，将来，マリファナ依存症に罹患する危険が有意に高い，という報告がある[14]。しかし，一卵性双生児の場合には，大うつ病性障害もしくは自殺企図を経験した双生児の一方と，経験しなかったもう片方とのあいだでは，マリファナ依存症の発症率に差は認められなかった。

確かに，マリファナの話は複雑である。さまざまな研究知見がマリファナの弊害について明らかにする以前から，患者は私たちにこうした複雑さを見せてくれていた。要するに，マリファナという物質は，一部の人にとっては魔法の薬物となる一方で，他の人にとっては，避けるべき悲惨な物質となる，ということである。

非常に多くの臨床事例や実証的知見は，ニコチンとマリファナの依存症が，深刻な感情的苦痛に関連していることを示している。そのような事例の一部は，精神障害と関連した苦痛によるものであるが，強調しておきたいのは，それと同じ程度の割合で，精神障害に関連しない，不快で苦痛に満ちた，さまざまな否定的感情によるものも存在する，ということである。私たちは，ニコチンやマリファナの乱用・依存者が，これらの物質を用いることで精神障害の症状や他の苦悩を自己治療していることを支持する根拠は，すでに十分にあると確信している。

第11章
嗜癖行動にも自己治療仮説は適用可能か？

　苦しみに苛まれる子どもがひとたび喜びを経験すると，その後その子どもは，再びその感覚を得ようとして，どんなことでもするものである——たとえその行動が理解を超えるものであったとしても。ある行動が強烈な苦悩を和らげてくれるものならば，子どもは，それがどれほど奇異なものであっても，強迫的なまでの執拗さでその行動をくりかえす。その意味では，一見，説明困難な行動障害であっても，その子どもが何を体験しているのかを知ることによって理解することができる場合が少なくない。なかには，自分の体験している出来事を必ずしも完全には説明できない者もいよう。子どもたちは，私たちの他者理解の力を高めてくれる存在であり，私たちの共感能力を育ててくれるのは，ただ傾聴し，絶えず関心をもって臨むことによる。

コリーン・F・ゲルヴェ Corinne F. Gerwe[1]

　ゲルヴェ Gerwe 博士は，依存症に伴う苦悩をよく理解している人の一人である。彼女は，依存症患者を共感的に治療するために「オーケストレーション法」［訳注：「Gerwe Orchestration Method」として知られる，依存症に対する治療アプローチ方法のひとつであり，認知行動療法と精神力動的治療法を融合したグループ療法］を開発しているが，その治療方法にも彼女のそうした理解は反映されている[2]。私たちと同じく，彼女もま

た，依存症に見られる，一見理解しがたい，進行性かつ破壊的の，苦痛を引き起こす行動の反復を解明しようと努めている。本章では，2つの嗜癖行動［訳注：行動の依存症に対し，原則として「嗜癖行動」という訳語を与えた］，すなわち病的な性行動とギャンブルを取り上げている。興味のある方は，最近数多く刊行されている，摂食障害や買い物依存症あるいはコンピューター依存症といった，関連する強迫的かつ嗜癖的な行動を概説した成書を参照されたい[3]。

　ともあれ，こうした問題行動には，物質依存症と共通した特徴が多い。事実，実証的研究は，これらの行動障害の臨床的特徴には物質依存症と多くの共通点があることを明らかにしている。私たちは，嗜癖行動には，依存性物質とまったく同じように，感情的苦痛や自尊心の傷つき，あるいは対人関係上の困難がもたらす苦悩を緩和する効果があると考えており，そのことを示唆する基礎研究の知見もある。私たちは，自己治療仮説のパラダイムが嗜癖行動にも適用できると信じている。

　嗜癖行動における最も顕著な特徴は，物質依存症と同じく，その有害で破壊的な影響があるにもかかわらず，そうした行動には持続性と再発性が認められる，という点にある。たとえば，家を三度も抵当に入れて借金をし，息子が野球用品を買うために貯めている小遣いまで盗んでしまう強迫的ギャンブラーがいたとしよう。彼らが抱く絶望感やみじめさ，恥辱感といった感情は，オキシコンチン（経口麻薬性鎮痛剤）の依存症になってしまい，地元の薬局に強盗に入って逮捕されてしまう優等生たちが抱く感情とどこか本質的に異なるところがあるだろうか？　あるいは，自治体の教育長や校長といった教育分野の要職にありながら，児童ポルノ・サイトを取り締まるためのおとり捜査で摘発されてしまった人の場合は？　本章では，嗜癖行動が持つ，心理的苦痛や苦悩を緩和する効果，そして，嗜癖行動と物質依存症との共通点について検討したい。なお私たちは，嗜癖行動もまた，苦痛な状態に対する自己治療のひとつのあり方であると信じている。

セックス依存症

症例ベネット

　ベネットは，大学で教鞭を執っている優秀な神経内科医であり，同僚と学生のいずれからも大変な尊敬を集めていた。本来であれば，彼は自分自身や自らの業績について誇らしく感じてよい立場であったが，実際には本人はそうは感じていなかった。彼の自尊心の低さは，子ども時代に母親から十分に承認されなかったという主観的体験に由来していた。彼の母親にとって，成功と業績は最も重要であった。たとえば，高校を2位の成績で卒業したとき，彼が感じた喜びは，母親の「一番になれたはずなのに」というひと言でたちまちしぼんでしまった。成人すると，彼の自己イメージに関する問題は，医療センターに勤務する女性，それも，実績において彼をしのぐ優秀な女性と結婚したことによって，いっそう悪化した。妻の仕事ぶりは彼にとってプレッシャーとなっており，彼は彼女に対して尊敬の念を抱く一方で，「とてもかなわない」と劣等感を覚えずにはいられなかった。

　ある日，彼は，インターネットを使って調べ物をしている途中で，偶然にもいくつかの「出会い系サイト」にたどりついてしまった。彼は，結婚生活のなかで孤独感，そして自分が十分に認められていないという感覚を覚えていたこともあり，出来心から，ついそのなかの1つのサイトを通して一人の女性に連絡をとってしまった。彼は，このようにして他者とつながりを持つことは非常にたやすく，そこでは行きずりのセックスがあたりまえのように行われていることを，初めて知った。この体験のなかで彼の心をとらえたのは，こうした秘密の情事の場で相手の女性から称賛されることが自分の価値を確認する格好の機会になり，しかも，何ともいえない安心感やスリルを体験できる，ということであった。彼自身，結婚してまもない時期に何回か浮気をしたことがあったが，そ

のときには今回のような高揚感を体験しなかった。両者の違いはセックスがもたらす満足感ではなく，彼自身の資質に対する称賛があるかどうかであり，彼によれば，そのような称賛こそが重要であるとのことであった。

　自尊心を維持するという報酬効果は非常に強力なものであり，気づいてみると，彼は，自宅においても，職場においても，これまでにないほど長い時間，インターネットに没頭して過ごすようになっていた。案の定，妻と職場の上司が偶然，彼のメールのやり取りを読んでしまい，彼の一連の情事が発覚してしまうこととなった。このとき彼が体験した恥辱感はきわめて深刻なものであり，加えて，彼自身の結婚生活と職業的なキャリアも一気に危機に直面することとなった。結婚生活と仕事を失うのではないかという不安から，彼は依存症治療の専門家のもとを訪れ，心理療法を受けることを希望した。妻は，彼の行きずりの情事をくりかえすさまが，まるで依存症者がとる行動のようだと感じており，彼自身も妻の意見に納得したからであった。同時に，治療を受けることが，妻から提案された，今回の危機をきっかけに始まった別居生活をやめる条件でもあった。

　本書の冒頭で示したように，私たちは依存症を自己調節不全と捉えており，嗜癖行動もまた感情，自尊心，人間関係，さらにはセルフケアに関する調節不全を修正しようとする試みであると考えている。ベネットは自分の感情を自覚することはできており，表面的には同僚や友人と適切な関係を持つことも可能であった。しかし，内面ではひそかに自らの不安定な自尊心に当惑し，苦悩していたのである。そうした状況のなかで，彼が新たに手にした性的なつながりは，少なくとも一時的には彼の感情——空虚で，孤独で，誰からも愛されないという感じ——を修正する効果があったように思われる。

　私たちの幸福感と自尊心は，自らの内面が快適な状態にあり，自らを

好ましく感じ，さらに，他者に尊敬され，愛されていると実感するという体験をするなかで発達する。ベネットのような人の場合，そうした自己肯定感を得られないという悲劇に遭遇すると，人格の基底に巣くう欠如を埋め合わそうとして，嗜癖行動をはじめとする一連の「逸脱的行動」[4]が生じてしまうことがある。行動の依存症をはじめとする，さまざまな依存症に対する脆弱性については，最近の精神分析的な出版物のなかに広範なレビューがあるはずである。そうした文献には，感情的苦痛に対する耐性の乏しさ，未発達な状態の自尊心，ならびに，嗜癖行動に不随する人間関係能力の欠陥や対人関係上の葛藤について，かなりくわしい記述がある[5]。

症例トム

　トムは，25歳の同性愛の男性であった。幼い頃より彼は，将来は美術館館長や美術批評家など，芸術分野におけるひとかどの存在となることを約束された人物であった。彼の芸術に対する情熱は，性的な主題に触発されて高まるという特徴があった。しかし彼は，ある一流の芸術系予備校在籍中に出会ったコカインをきっかけにして，芸術家になるという道から外れてしまった。彼は，予備校を優等な成績で卒業し，やはり一流の芸術大学に進んだが，最初の学年の終わりには，コカインに耽溺した末に，焦燥と体力低下が深刻な状況となり，大学を辞めざるを得ない状況となってしまった。その後，彼は，長期にわたってリハビリ施設に入所し，12ステッププログラムに参加することを通じて，少しずつ自分自身を立て直し，家族と再会するまでになった（気乗りしないまま彼は実家に戻り，溺愛するあまり彼を支配してしまう母親と完璧主義の父親との衝突をくりかえさなければならなかった）。その後，彼は終夜営業のコンビニエンスストアの店長として雇われた。それは，早くから両親のもとを離れて自立し，自らが選んだ学業を追求し，芸術分野で生活の糧を得たい，という彼が希望してきたものとは，あまりにもかけ離れた地

位であった。彼は，自らが抱えているコカイン依存症に対する理解を深めるとともに，学業と野心から自らを逸脱させた罠を避ける方法を学びたいと思い，心理療法を受けたいと考えるようになった。

　治療にやってきたとき，彼は，自分がコカインの誘惑に屈してしまったことについて，思慮深い態度で，心の底から後悔していると語った。彼はハンサムで，体格がよく，その理路整然とした話しぶりは，見るからに聡明な男性といった雰囲気であった。彼の学業に対する姿勢，あるいは，店長としての仕事に対する考え方を語っている姿を見ていると，自分がいかに熱心で完璧主義の人間であるかを印象づけようと，彼が必死になっているのが伝わってきた。彼は，学生としての才能にも，強烈な個性にも恵まれており，大学での専攻分野の論文を書くにしても，店を効率的に管理するにしても，ほんの少しの努力ですべてうまく成し遂げることができたのである。

　治療に慣れてきて，自分の印象をよくするために治療費に関する不満を隠そう，などといった防衛的な態度がなくなってくるにつれ，彼は，これまで心理療法の有用性についても疑問を持っていたことを正直に話すようになった。それと同時に，彼は，どうしても自分を信頼することができないとも語った。実際，当時，彼はインターネットに耽溺しており，性的な関心に執着するあまり，ポルノ・サイトであまりにも多くの時間を浪費してしまっていた。さらには，定期的に，インターネットを通して行きずりのセックスの相手と連絡をとるという考えが，周期的に脳裏をかすめ，自分でもどうしたものかと頭を抱えていた。

　不思議なことにこうしたことを打ち明けてからまもなく，彼は，学校への再入学を実現し，心理療法においても，自身の嗜癖行動に対してこれまで以上に意義ある探究をするようになった。彼は，非常に競争の激しいアカデミックな環境で再び頭角を現し，そのかたわらで，心理治療にも真摯に取り組み続けた。これまでの彼は，セラピストから馬鹿にされるのではないかという危惧から，自分の思考や行動に関する情報を治

療の場でさらけ出せないでいたことを告白した。彼は，人生の大半において，恥と誇りに翻弄されて生きてきたと語った。次第にコカインが，当時，自分が一番依存していると感じていたもの，すなわちセックスに役に立っていたことが明らかになった。あるとき彼は，「コカインをキメてやるセックスのことが頭から離れない」と口にした。彼は，12ステップのミーティングに日々熱心に参加することによって，コカインを断つことに成功こそしていたが，セックス依存からはなかなか脱却できないでいたのである。彼のなかでコカインとセックスが結びついており，一方が他方を誘発するというパターンがあったのだが，それでも彼は依然として嗜癖的なセックスを続けていることが，彼自身にしても，セラピストにしても，心配の種であった。そんなとき面接のなかで，彼は，同じ問題を抱える仲間から，「インターネットから離れるのは，飲酒や薬物使用をやめることよりもはるかに大変といっているのを聞いた」と打ち明けた。

　さらにつづけて彼は，自分が関心を抱いている肉体美というテーマこそが，自分の性行動や性的な空想への耽溺を促している可能性がある，と語った。そうしたものへの耽溺が，彼に，たゆみないトレーニングによって肉体を鍛え，それを維持するという努力をさせていた。他の依存症において時間経過とともに事態が深刻化していくのと同じように，彼もまた，性的に興奮するには，以前よりもいっそう刺激的なイメージや危険なウェブサイトを必要とするようになっていた（すなわち，この現象は耐性の獲得——同じ効果を得るためにより多くの刺激を必要とする——を示唆する）。彼はまた，しばらくインターネットから離れてみると，いかに自分が，「少しだけ」インターネットを使うことが「不可能」な人間であるかを思い知らされた，とも語った。もちろん，彼は，そのような強迫的性行動の再発が自分の学術的な立場を危うくすることは十分に認識していた。セラピストとの協働作業を通じて，彼の性的衝動の性質をくわしく検討していくなかで，強烈な興奮をもたらす同性愛者と

の性的接触や，その際，性感を高めるために用いたコカインがもたらす，「自分にパワーを与えてくれる」薬理作用が，彼を慢性的に苦しめる感覚——母親による，耐えがたい，無力感を覚えさせられるような感覚——を打ち消してくれことが明らかになった。夏休みを目前に控えたセッションで，彼は，性的な空想と行動が，彼の心に植えつけられた，溺愛的で抑圧的な母親のイメージと，そのイメージがもたらす不快感を避けるための方法であると推測するに至った。

本章だけでなく，本書の別の部分でも強調しているように，依存症はさまざまなかたちをとる。しかし私たちは，それが物質への依存症であれ，あるいは行動への依存症（嗜癖行動）であれ，依存症に伴う衝動の原因と結果のいずれもが，生涯にわたる苦痛や苦悩に起源を持つものであることを学んできた。

たとえば症例トムの場合，最も根源的な依存症はセックスに対するものであり，コカインは単にその熱狂的な性感の追求を促し，維持するための手段に過ぎなかったことが明らかにされた。とはいえ，コカインに対する依存症が，彼の生命を奪うばかりか，かろうじて残されていた自尊心や野心，あるいは，職業的キャリアを台なしにする一歩手前まで，彼を追い詰めたのであった。また彼は，自身の性的欲求があまりにも強烈かつ破壊的であり，危険に満ちた，有害なものであることを認識していたが，それにもかかわらず，強迫的なセックスへの耽溺をやめることができないでいた。幸運にも，彼は仕事を再開することで，芸術への情熱と自らの才能，あるいは，長所や知性を取り戻すことができ，再び成功へと向けて邁進している。彼は，自分のセックス依存症が持つ破壊的なパワー，すなわち，再びコンピュータを前にして一度クリックしただけでも，何もかもをぶちこわしにする再発を招きかねないことを十分に自覚している。

治療のなかで明らかにされたように，トムは，性的な接触や行動を通

じて慢性的な無力感に拮抗しようと試みていた。現代における精神分析医ランス・ドデス Lance Dodes は，物質依存症や嗜癖行動が，トムと同様，人生早期から生涯にわたって心を蝕む無力感に根ざしたものであるかについて，実に雄弁かつ説得力をもって述べている[6]。ドデスによれば，そのように長期間持続する感情状態は自己感覚を損傷するが（彼はそれを「自己愛的損傷」と述べている），さまざまなかたちの依存症は，その人が抱える無力感を反転させ，パワーとコントロールの感覚を再確立することで，一時的に好ましく感じる自己感覚をもたらしている可能性があるという。彼はさらに，物質依存症や嗜癖行動は自己愛的な激しい怒りの表現であり，無力感とその激しい怒りとの組み合わせによって物質依存症や嗜癖行動が引き起こされると指摘している。ドデスは，嗜癖行動を一種の強迫的衝動と捉え，心理療法においてそのような理解が深めていくことが，治療に際しての中心的課題となるとも述べている。トムは，自らの無力感を矯正するためにセックス依存症を用いていたが，すでに前の章で薬物依存症に関して説明したように，とらえどころのない，圧倒的な感情を矯正するために，同様の嗜癖行動を用いる人もいるはずである。さらには，次に提示する症例に見られるように，鬱積した感情や絶望のような，気力を奪われるような感覚を修復するために，嗜癖行動へと溺れる人を利用する人もいるのである。

ギャンブル依存症

　ギャンブリング障害は通常，問題ギャンブリング，病的ギャンブリングなどと呼ばれている。そのような問題を抱える人は，「社交的もしくはレクリエーション的」ギャンブリング，「危険な」ギャンブリング，および「強迫的」（ないし依存症的）ギャンブリングというように，依存性物質と同様，重症度の異なる，連続した症候群を形成している。
　依存症水準のギャンブラーには，アルコールや薬物の依存症者と数多

くの共通点が認められる。すなわち，自らの行動を保証するために活動を計画・追求し，それに過剰に耽溺することが有害かつ破壊的な結果を引き起こすのを理解しながらも，その行動に固執してしまうのである。また，その行動ができない場合には，苦痛に苛まれ，社会的ひきこもりの状態へと陥ってしまう，といった点も，アルコールや薬物の依存者と共通している。

　本書において私たちが提示している仮説にしたがえば，以下に述べる症例からも明らかなように，依存症水準のギャンブリングもまた，他の依存症と同様に，そうした行動の背後には，苦悩の緩和と永続化という，2つの側面を備えている。

症例デイビッド

　デイビッドは，幼少期・思春期を通じて数多くの困難やトラウマ体験を生き延びた，公認会計士である。彼の父親は，厳格で気難しく，自己中心的な性格の持ち主であり，一人っ子であるデイビッドと彼の母親に言葉による虐待を行っていた。彼は，大酒家かつヘビースモーカーであり，家にいるときにはデイビッドたちを虐待し，それ以外の時間は不動産業に入れ込んでいた。彼はまた，巷ではよく知られたプレイボーイであり，ことさらにそれを隠そうともしなかったせいで，デイビッドの母親をいっそう苦しめる結果となった。

　デイビッドが13歳のとき，父親は自宅とは別に借りていたアパートの一室で亡くなった。この死は，自殺と推定されながらも，殺人の疑いも完全には払拭できないものであった。その頃にデイビッドが体験した悲哀と苦悩は深刻なものであった。デイビッドはいまだに，父親が亡くなった際に感じた，ふさぎ込むような気持ちの動揺ととまどい，それから恥の感覚といったものを鮮明に思い出すことがある。当時，彼は，授業を抜け出して高校の校舎の裏に一人ぼっちで座りながら，なぜ自分は，他の生徒が難なく手にしている普通の生活，普通の幸せといったものを手

にすることができないのか，と悩んだものであった。

　父親が亡くなってまもない頃，一人の友人が場外馬券投票というものを教えてくれた。ただちに彼は，それが自分の不幸から気持ちをそらすのに非常に役立つことに気がついた。当時，彼とその友人は未成年であったが，彼らの分の代理で投票をしてくれる近所の中年男性がおり，そのおかげで賭けることができたわけである。デイビッドは頭の回転が早く，数学が得意だったので，競馬の用紙や勝算に関する謎，そして勝者選択のコツをすぐにマスターした。まもなく彼は，そのギャンブルにあまりにも多くの時間とお金を費やしてしまい，小遣いとパートタイムの給料では到底補填できないほど負けてしまっていた。

　成人した彼は，競馬をやめて，地元のカジノでの賭博へと切り替えた。しかし，そこでも彼は賭け金をどんどん注ぎ込み，多額の損失を被るとともに，クレジットカード会社や消費者金融業者からの借金が雪だるま式に膨れていった。結局，結婚生活は破綻し，ギャンブルをしたことがもたらす後悔の念や恥辱感はあまりにも深刻であり，もはや周囲にもごまかしようがないほど明らかな状況であった。

　その後，彼は，ギャンブル依存症を抱えながらも，有名大学での教育を修め，経営学と会計学に関する学位を取得した。彼は，時折つらい再発をくりかえしながらも，ギャンブルから離れ，借金を減らそうとして必死に働いたのだという。そして，依存症専門医の診察を受けるなかで，彼は，周期的にギャンブルを溺れることによって，当時10代の彼が，父親が自殺した直後に体験した喪失感，孤独感，さらには気分がふさぎ込む感覚を繰り返していたことに気づいた。彼は次のように語った。「カジノに行き，テーブルで計算をしてから賭けるときの感覚，それから，勝ったときの気分の高揚を思い浮かべると，少しのあいだは気分が持ち直します。しかし，賭けに負けると，そりゃもうひどい気分でした。またしても自分をコントロールすることができなかったって，すごい罪悪感に苛まれるのです。もう永遠に借金を完済することなんて不可能なん

じゃないかという気がして，パニックになってしまうんです」。さらに続けてこうつけ加えた。「まるで自分自身に再びトラウマを与えているという感じなのです。10代のときに感じたそのままの感覚を体験しているのです。部屋で一人ぼっちでいて，すべてが真っ暗で，陰気で，どうしようもなく絶望的で……」。

デイビッドの強迫的ギャンブリングの問題は，トムやベネットの強迫的なセックスへの依存や，本書で説明してきた多数の薬物依存症者とかなりの部分で共通した特徴を持っている。ハーバード大学医学部のハワード・シェファー Howard Shaffer 博士らは，物質依存症と嗜癖行動の共通点に着目して発展させた，ある症候群モデルを提唱している[7]。彼らによれば，依存対象が物質であれ行動であれ，あらゆるタイプの依存症には共通する神経生物学的な危険因子が存在し，これが依存症や嗜癖行動への罹患準備性を高めるという。こうした罹患準備性に加えて，さまざまな依存症に広く見られる心理学的および社会的な危険因子が重なり，さらにそこでたまたま何らかの依存対象に遭遇したとき，それがヘロインであれ，ギャンブルであれ，あるいはセックスであれ，その対象に依存する危険が高まるというのである。

シェファーの依存症・嗜癖行動の症候群モデルは，私たちの自己治療仮説とまったく矛盾しない。私たちは，生物学的，心理学的，環境的な次元で依存症者に共通して見られる要因が存在し，そのような要因が脳や感情に影響を与えることで，ある人が物質や行動の依存症に罹患する可能性を高めてしまうことを明らかにしてきた。しかも，そうした行動や物質は，生物学的，社会的，心理学的，およびスピリチュアルな次元における危険因子を持つ人が抱える，さまざまな苦悩や苦痛を軽減したり，変化させたりするのに役立つ。本書において，私たちは，心理学的要因を重視した見解を述べているが，だからといって，生物学的，社会的，スピリチュアルな要因を軽視するつもりは毛頭ない。人は偶然，あ

る物質や行動が自分の苦悩を軽減するのに役立つことを発見し，それなしでは自分らしさを機能させることできないのを悟ることがある。その瞬間，すでにその人はそうした対象物に対して身も心も魅了されてしまっているのである。

　これまで本書のなかで提示してきた症例の多くと同じように，デイビッドもまた親による深刻なネグレクトや虐待，あるいは放置を体験してきた。彼の嗜癖行動に見られる，もう1つの特徴は，彼の病的ギャンブリングのパターンが，彼の苦悩を一時的に和らげながらも，結果的には苦悩を永続化させてきたということである。第9章で症例スージー，ジョン，およびマークが自らの依存性薬物での経験を述べているように，デイビッドも，強迫的ギャンブリングによって自分の苦痛を永続化させていた部分があり，彼自身，繰り返すなかでますますギャンブルに溺れざるを得ない状況に追い詰められていったと振り返っていた。

　セックス，買い物，および拒食や過食などの嗜癖行動（行動の依存症）もまた，物質依存症と同じく，人の心理的苦悩を和らげ，コントロールしようとする行動といえる。かつてサンドール・ラドーが指摘し[8]，最近ではシェファーが指摘しているように，依存症に対する感受性を規定するのは薬物（もしくは行動）だけではなく，個体の脆弱性と，乱用者自身の衝動や要求といった要因の影響も無視することはできない。この，個体における依存症罹患脆弱性と，依存対象となる行動や物質とがマッチングすると，その組み合わせは，人生におけるいかなる事柄よりも優先されてしまうほど強力である。

　症例トム，ベネット，デイビッドの人生において絶望感，孤独，苦痛が大きく立ちはだかったときに，彼らが，結果的にはかえって苦悩を増強してしまう嗜癖行動によって，自分たちの苦悩を緩和しようとするのは，奇妙なことであろうか？　私たちは少しも奇妙なこととは思わない。というのも，そうした行動には依存性薬物とまったく同じ効果があ

るからである。つまり，何かの行動に依存するということは，たとえ結果的には苦痛を悪化させるとしても，依存性薬物を使用することで，短期的には苦痛をコントロールし，耐えがたい現在を生き延びている薬物依存症を抱える人の生き方と，本質的に変わるところがないのである。

第12章
依存症の神経生物学と自己治療仮説

　最近20年間のうちに，私たちの脳のはたらきに対する理解は飛躍的に進歩した．それと同じように，私たちはまた人類遺伝学的な知見についても新たな成果と進歩を手にしている．依存症に関する神経生物学と遺伝学の知見が集積されるなかで，私たちが臨床現場において長年にわたって観察してきたさまざまな事象について，以前よりも深く理解できるようになり，一人ひとりの依存症患者に対して，いわば「テーラーメイド」の治療を提供できるようになりつつある．

　本章では，脳における依存性物質の薬理作用だけでなく，遺伝的差異によってどこまで依存症に対する罹患脆弱性を説明できるのか，といった問題をとりあげて検討したい．また，依存症に関する神経生物学的知見が，今日における依存症治療薬の開発に与えている影響についてもとりあげるつもりである．そして最後に，神経生物学的知見に対する，私たちのスタンスに触れたうえで，これまで私たちが実践してきた，依存症に対する心理社会的なアプローチと組み合わせた，統合的な治療の試みについて論じたいと思う．

依存性物質は脳内でどのような作用をするのか？

　依存性物質は，脳内における神経化学伝達物質と受容体を利用するこ

とによって，その効果を発現する。そのため，まず頭に入れておかなければならないのは，依存性物質の多くには，内因性の脳内物質を模倣した性質があり，依存性物質は，内因性脳内物質が結合する受容体にさまざまな作用をおよぼす，ということである。パンクセップ Panksepp らは，依存性物質は脳内の受容体システムが本来持っている正常な機能を乗っ取ってしまうと指摘している[1]。

たとえば，内因性オピオイドという神経化学伝達物質と，それに対応するオピオイド受容体がある。モルヒネなどの麻薬性鎮痛薬やヘロインなどの違法なオピエートは，エンドルフィンという名で知られる内因性オピオイドと構造的に類似している［訳注：オピオイドも，オピエートも，ともにオピウム（アヘン）類縁物質のことを指しているが，一般に人の生体に内在する物質をオピオイドと呼び，モルヒネやヘロインのように外部から摂取する物質をオピエートと呼ぶ］。したがって，外部から摂取されたオピエートが脳内のオピオイド受容体に作用すれば，その結果，身体的な疼痛だけでなく感情的な痛みを取り除かれ，穏やかで眠たげな顔つきになり，呼吸がとてもゆっくりとなる。さらに摂取されるオピオイドの用量が多くなっていくと，知覚麻痺や昏睡状態，さらには呼吸障害を呈し，最終的には呼吸が停止するという事態も起こりうる。

同様にして，脳内には内因性カンナビノイドが存在しており，この物質は，やはり脳内にある内因性カンナビノイド受容体に作用する性質を持っている。同時に，この受容体は，マリファナなどのかたちで外部から摂取したカンナビノイドが作用する部位でもある。また，アルコールは，ガンマ・アミノ酪酸（GABA）という，抑制性にはたらく神経化学伝達物質を分泌する脳内の受容体に作用するとともに，脳内における興奮性神経化学伝達物質グルタミン酸の作用を阻害する，別の受容体にも影響を与える。このため，人がアルコールを摂取すると，中枢神経系機能が抑制されることとなり，刺激に対する反応が遅くなって不安が減少し，さらにきわめて大量に摂取された場合には，知覚麻痺や昏睡状態を

呈するわけである。一方，脳からアルコールがなくなった場合には，これとは反対の現象が見られることになる。すなわち，グルタミン酸が受容体に作用できるようになるために，不安の高まり，不眠や焦燥感，さらにはけいれん発作といった，中枢神経系の興奮を示す症状を呈するのである。

受容体での作用がどのようにして依存症を引き起こすのか？

すでに私たちは第5章において，遺伝子レベルの要因が依存症罹患脆弱性に対してどの程度影響を与えているのかについて簡単に触れた。先行研究は，さまざまな内因性神経化学伝達物質－受容体システムにおける遺伝子変異が，外因性の精神作用物質に対する過剰な依存状態の発現に関与している可能性を示唆している[2]。その意味では，遺伝子レベルでの差異が，個体レベルでの神経化学伝達物質－受容体反応の違いを生み出す原因となっている可能性があり，このことは，人によって依存性物質に対する反応が異なる事実を説明する根拠ともなる。たとえば，内因性オピオイド系の機能が低い人に対しては，外部からオキシコンチンやヘロインなどの合成オピオイド（オピエート）を投与することで代償され，その正常な機能を維持することができる。しかし，次第に脳が外部からのオピオイドに対する依存度を高めていくにつれ，その人は，外部からの合成オピオイドの補充なしには正常な機能を維持できなくなり，悪循環に陥ってしまう。グラス Glass は，「外因性の薬物は，本来，備わっている機能を圧倒してしまい，結果的には，使用者が求めた有益な効果よりも，薬物依存症がもたらす好ましくない影響の方がはるかに大きくなってしまう」という見解を述べている[3]。

精神作用物質の摂取行動は，脳内において別のかたちでも強化を受ける。この強化に際して作動するシステムは，「脳内報酬系」と呼ばれる

ものである。セックスや食事といった生命維持活動によって作動するこのシステムは，その軸索の起始を腹側被蓋野に置き，側坐核を終末する神経細胞によって構成されている。この神経細胞は，刺激を受けると軸索末端からドパミンを放出するという性質がある。物質摂取によって引き起こされる快楽は，このドパミンの放出と関連している。依存性物質だけでなく，病的ギャンブリングをはじめとする，いくつかの嗜癖行動でも，その行動をすることがこのシステムにおけるドパミンの放出を刺激し，結果的にその人の気分を変える効果を発現する，ということがわかっている。

　アンフェタミンは，これらの神経細胞に直接作用し，ドパミンを放出する。同様の薬理作用を持つコカインの場合は作用機序が異なり，神経末端から側坐核へと向けて放出されたドパミンが，そこから除去されるのを阻害するはたらきがある。いま述べた２つの物質ほど直接的に作用するものではないが，他にも同様にドパミンの放出をもたらす物質がある。たとえば，腹側被蓋野の神経細胞にはオピオイド受容体も存在しており，内因性もしくは外因性（外部から摂取された）オピオイドがオピオイド受容体に結合した場合にも，その部位にある神経細胞の興奮が引き起こされ，側坐核に向けてドパミンが放出される。なお，アルコールには内因性オピオイドの放出を引き起こす作用があり，これを介して間接的にドパミンの放出を刺激する。

　物質を繰り返し使用することによって，神経化学伝達物質－受容体システムの性状が次第に変化し，受容体数が減少するという現象がある。受容体数が減少すると，今度はそれに伴って神経化学伝達物質の放出量も減少し，結果的にその人は，同じ効果を得るのに，当初よりも多量の物質を必要とするようになる。これが，前に述べた耐性獲得の神経生物学的メカニズムである。また，物質摂取量を減らしたり，突然やめたりすると，脳内における受容体占拠率が急激に減少することとなり，その人は，物質摂取によって体験とした陶酔感などの症状とは，まったく反

対の現象を体験することとなる。これが離脱である。たとえばヘロイン摂取時に，気分が平穏化し，眠気を覚え，呼吸がゆっくりとするなどの心身の変化を体験していた人は，ヘロイン使用の減少や中止によって，興奮や焦燥感，不眠，あるいは，浅く頻回の呼吸を体験するわけである。したがって，脳内報酬系における受容体数減少に加え，個体側の耐性を修正しようとする要求と不快な離脱の回避が，物質使用の継続を促す，もうひとつの要因となる。

　同じ観点から，クーブとルモアル Koob & LeMoal も，繰り返し物質を摂取することによって，脳内報酬系の機能変化が生じる可能性を指摘している[4]。すなわち，時間経過とともに，脳内報酬系の神経末端からのドパミン放出が低下し，同時に，ドパミンの効果を発現する受容体数も減少するため，脳内報酬系の応答が低下する。その結果，臨床的には，不快さを避けるためにさらに多くの物質摂取が必要となる，という現象が現れるわけである[5]。その一方で，脳内報酬系以外の身体各部では体内の恒常性維持のために，いわゆるストレス応答系を介して，ドパミン機能低下の代償がなされる。このストレス応答系に関係する部位は，扁桃体，海馬，下垂体，そして脳外の臓器である副腎から構成されている[6]。この系による応答は，ドパミン機能を代償した後も長くつづき，離脱時の不快感をさらに助長する。

　他にも，依存症発現に関係している脳内の領域がある。側坐核の他には，腹側被蓋野が挙げられる。腹側被蓋野は，行動の学習と実行に関係している前頭前皮質と，記憶と感情を司る回路へと通じている扁桃体に対して，ドパミン作動性の神経経路を投射している[7]。依存性物質は，他の報酬をもたらす物質に比べて，はるかに大量のドパミン放出をもたらす。そのうえ，人が何かを判断したり，計画したりする機能を司る前頭前皮質は，ドパミンの過剰放出によって本来持っている抑制性の機能を果たせなくなり，薬物摂取行動の過剰学習を引き起こしてしまうのである[8]。脳内におけるこうした領域の機能不全は，臨床的には，第3章

で触れた，セルフケアの機能不全として観察されることとなる。

神経生物学的知見にもとづいた治療薬の開発

　依存症の発症と持続に関する神経生物学的知見は，依存症治療補助薬の開発に貢献してきた。ここでは，依存症治療薬に関する詳細な解説ではなく，依存症の神経生物学を理解するうえで役立つ例を二，三紹介しておきたい。薬物療法については，第13章においてもさらにくわしく論じるつもりである。

　ある人が抱えるオピエート依存症が，脳内における内因性オピオイド系の機能低下を代償する試みとして生じているのであれば，巧妙に作られた，内因性オピオイド促進薬のようなものが，オピエート依存症患者の治療に有効かもしれない。事実，すでに何十年ものあいだ臨床現場で用いられてきたメサドンは，オピエート依存症の治療における有効性を十分に証明している。

　メサドンは，長時間作用型の合成オピオイドの一種であり，段階的に投薬することでミュー・オピオイド受容体を占拠，活性化させ，ヘロインのような，効果発現が早い短期間作用型のオピオイドの結合を妨げる。これによって耐性上昇を食い止め，内因性オピオイド系の欠損を正常化するわけである。一方，ナルトレキソンは，オピオイド受容体の拮抗薬であり，内因性オピオイドや外から摂取されたオピエートがオピオイド受容体に結合するのを阻害し，いくらオピエートを摂取してもその報酬効果を体験することができない状態をもたらす。興味深いのは，このオピオイド拮抗薬を投与すると，脳内報酬系におけるドパミン放出が抑制されることである。すでに述べたように，アルコールにはオピオイド受容体活性化を介してドパミンの放出を促すが，ナルトレキソンはこの系を阻害することから，アルコール依存症治療薬としての可能性が期待されてきた。今日，ナルトレキソンは，アルコール依存症の治療に対

して有効であることが証明されている。

　強調しておきたいのは，第13章でも論じるように，依存症治療薬の開発研究は，私たちが臨床現場で体験するさまざまな現象に対する理解を深めるのに非常に役立つ，ということである。もっとも，薬物療法は大きく均衡を崩したシステムが再び均衡を回復するのを助けることで回復を促すのは確かではあるが，薬物療法単独で依存症からの回復を果たせる患者などほとんどいない，ということも忘れてはならない。実際，メサドン治療に関する研究は，メサドンを用いた薬物療法に加えて，それぞれの患者のニーズを反映した，他の心理社会的治療が組み合わされた場合に，最も高い治療効果が得られることを明らかにしている。したがって，たとえば，職業的なスキルが乏しい人に対しては，就労カウンセリングのような心理社会的介入を組み合わせることが不可欠であるし，家族関係に問題を抱える人の場合には，家族療法を組み合わせる必要があるであろう。

神経生物学的，心理学的，社会学的，およびスピリチュアルな知見の統合

　薬物療法と心理社会的治療とを組み合わせた，介入研究の知見は，依存症を理解するうえでも，また，治療するうえでも，神経生物学だけでは十分とはいえないことを示している。事実，依存性薬物が脳内でどのように作用するかを学べば学ぶほど，私たちは自分たちがいかに依存症に関して無知であるかを思い知らされる。要するに，依存症の神経生物学的側面を完全に理解すればそれで依存症を十分に説明し，解決できると考えるのは，あまりにも単純すぎる発想なのである。実際，先行研究が明らかにしているように，依存症の神経生物学の正しい理解をもって開発された治療薬をもってしても，依存症の本質部分といえる，繰り返される再発を完全に抑え込むことはできない。ごく初歩的なところから

いえば，そもそも治療薬の服用を左右するのは，人間の特質のなかで最も予測不可能な自由意志そのものだからである。

　それでは，私たちは，いかにして臨床的知見と神経生物学的知見とを統合すればよいのであろうか？　この試みは，まさに現在進行中の作業ではあるが，すでにその大枠はできあがっている。たとえば，依存症を抱える人に見られる感情，自尊心，および対人関係をコントロールすることの障害についてはすでに説明したが（第3章参照），ラットを用いた最近の研究では，脳由来の神経栄養因子が少ないことと，不安やアルコール消費量の上昇とのあいだには密接な関連があることが明らかにされている[9]。別の興味深い研究では，被験者に感情的刺激を提示し，提示された感情に名前をつけるよう求めるという実験を行っている[10]。感情反応に関与する領域である辺縁系の活動は，感情を観察することに加えて，名前をつけることも指示された被験者においてのみ有意な低下を示したのである（すなわち，感情的苦痛が低下したわけである）。過去一世紀にわたって，心理療法士たちは，自分の感情について話すことが気分をよくするうえで大切であると主張してきた。この研究知見は，神経生物学者たちに，脳活動がいかにこの「話す」というプロセスに影響を与えているのか，そして，影響を与えられているのかを理解してもらううえで，重要なものといえよう。

　私たちが提唱してきた感情調節に関する見解は，その多くを神経生物学的知見に負っている。感情調節不全がきわめて顕著なかたちで現れる，大うつ病性障害については，すでにそのドパミン伝達機能の低下による影響を示唆する知見が，徐々に集積されつつある。そのような知見にもとづけば，重篤な大うつ病性障害を感情調節不全における緊急事態として概念化することができるかもしれない。周知のように，アンフェタミンには，脳内報酬系において直接的なドパミン伝達を促進する作用がある。依存症を併存していない，重篤な大うつ病性障害患者に対して，実験室でアンフェタミンを投与すると，うつ病でない人や軽度のう

つ病の人に比べて、より強い「報酬効果」を体験するという[11]。遺伝子、生物学、心理的苦悩、社会的環境がある特定のパターンでそろっているうつ病患者のなかには、日々の生活を送るなかでアンフェタミンを好むようになる人がおり、なかには、アンフェタミンに耽溺してしまう人もいる。こうした現象は、有害なものではあるものの、ある意味で理解できる結果ともいえる。

外傷後ストレス障害（post-traumatic stress disorder: PTSD）の場合には、研究はさらに進んでいるように思われる[12]。第8章で述べたように、トラウマ被害を受けた子どもは、ストレス応答系の調節不全と、後年における否定的感情を呈するようになる。このことは、感情的苦痛を自己治療しようとするなかで、アルコールや薬物の使用が増えていく現象を説明するものといえる。これまでも述べてきたように、物質使用はストレス応答系のさらなる調節不全を引き起こす。この系のはたらきによる体内コルチゾール濃度の高まりは、脳の前頭皮質と前頭前皮質における発達上の問題をもたらす可能性があり、その結果として、自己調節不全や高い衝動性として臨床場面で治療の対象となることも少なくない。

それでは、たとえば人間関係といった、他の領域における調節不全にも、多少ともその根拠となる神経生物学的知見は存在するのであろうか？　研究者のなかには、ドパミン作動性の報酬系が好ましくない社会的相互作用をもたらしている可能性を指摘している人もいる。現時点でわかっているのは、社会的な愛着に曝露されているラットはドパミン伝達機能が高まる傾向があるが、社会的愛着曝露に際して、ドパミン伝達を阻害するように操作をすると、その後、ラットの社会的愛着行動は乏しくなる、ということである[13]。同様に、神経生物学は、依存症者に見られるセルフケアの機能不全についても、その背景にある脳器質的要因を明らかにしている。すなわち、神経心理学的検査の所見では、依存症者では脳の実行機能に関して広範な機能欠損が認められるという[14]。

神経生物学的および心理学的還元主義を越えて

　以上，述べてきたように，遺伝学，神経生物学，薬理学といった領域の興味深い発展により，私たちは，依存症がもたらす苦悩に対応するうえできわめて有用な手段を手にすることができた。しかし同時に，たとえ将来，依存症の神経生物学的な基盤がすべて明らかにされ，私たちが提供してきた理論の正しさが証明されたとしても，これをもって依存症に対するよりよい理解や治療を求める長い旅路の終着点としてしまうわけにはいかない。最近，私たちは，ケーブルテレビで放映された依存症に関するシリーズ番組を観た。その番組は，一般市民を対象としたものであり，「依存症はすでにそのメカニズムが解明された医学的疾患であり，『脳の病気』である」という観点から制作されていた。私は，興味深く思うと同時に，不安も感じた。実際には私たちは，依存症を抱える人たちをあまりに単純化しすぎることなく，そして，決めつけるような見方をすることなしに，彼らの苦悩の本質を理解しなければならない。私たちが依存症を抱える人たちに対する全人的な理解を試みるようになってから，まだ日は浅い。

　医師仲間からも学ぶことがある。医学部を卒業してまもない頃，私たちが最も強い関心を抱き，胸を高鳴らせたトピックの大半は，生物学的検査法〔コンピューター断層撮影法（CT）や磁気共鳴画像検査（MRI）〕や生物学的治療法（降圧剤や糖尿病の薬物療法など）に関する新たな開発であった。しかし最近では，完全に生物学的な根拠を持つ疾患の心理社会的要因といったトピックにも関心が向けられるようになっている。すでに私たちは，優れた外科的もしくは内科的治療を受けた女性の乳がん患者の場合，グループ療法を受けている患者のほうが長生きする，という事実を知っている。また，心筋梗塞の後では患者がうつや不安を呈することはまれではなく，そのような精神症状を治療する

ことが心筋梗塞の治療転帰をよくすることも，いまや常識といってよいだろう[15]。

要するに，疾患に対する生物学的な理解における目覚ましい研究の進歩に伴って，医学は，疾患を抱える人の心理社会的理解に関しても成長を見せているのである。たとえば，大学附属の医療センターには，補助的治療を担当する部門が開設されるようになっている。21世紀に入ったいま，医師が，健康的な食事や運動に関する助言なしに，患者に降圧剤を処方することはめったになくなり，まずは栄養士や運動インストラクターをはじめとする健康維持の専門家に紹介するのはお決まりの流れとなっている。なぜ依存症分野だけその点で妥協する必要があるのであろうか？　依存症患者が一流の医療機関で一流以下の治療に甘んじなければならなかったのは，もはや昔の話ではなかろうか？

依存症を単に道徳的欠陥による問題としてのみ捉えるのであれば，そもそも私たちは患者を援助しないであろう。しかし，だからといって，あまりに薬剤や脳の受容体にばかり注目した考え方だと，別の意味で有害な面もある。私たちの社会は，ともすればそうした極端な捉え方へとはまり込んでしまいやすい。たとえば，私たちはテレビで野球やバスケットボールを観戦しているといつも，試合の合間合間に放映されるCMによって性的能力を高めるための薬が必要であると，何度となく思い起こさせられる。「人間関係についてなんか，取り組む必要などあるのかい？　そんなもの，薬を飲めば，すべてうまくいくさ……」。つまり，私たちが支援している依存症患者たちは，その手の考え方を極限まで取り入れて生きてきた人たちなのである。彼らは，この世に誕生した時点から依存症罹患脆弱性に関する遺伝的素因を受け継いでおり，その後の人生において，「すべてをうまく運ぶため」に薬の使用をマスターしたわけである。そのような生き方の果てに，彼らがいま私たちの前にいるということを忘れてはならない。

私たちには，遅れを取り戻すためになすべきことが数多く残されている。依存症に対する生物学的理解は，いまだ他の医学分野の10年前，いや20年前の地点にとどまっている。他の医学分野はずいぶんと先に進んでしまっており，私たちは急いで追いつく必要がある。もちろん，私たちは，依存症に関する心理社会的な理解や治療に関しては，すでに十分なアドバンテージを手にしている。私たちが前進するには，この2つのテーマを統合することがきわめて重要な課題となるだろう。
　次章では，そのような統合的治療アプローチを取り上げたい。

第13章
自己治療仮説に基づいた治療と回復の指針

　自己治療仮説とは，人が何か特定の薬物や行動に依存するのは，それがその人の心理的苦悩を緩和し，多少なりともしのぎやすくするからである，という臨床的観察にもとづいた理論である。ある治療方法が効果的とされるには，その治療を受けることによって，人を依存症的な行動へと駆り立てる苦悩が緩和されなければならない。

　過去半世紀，特定の依存性薬物や行動が社会に広がるなかで，そうした問題を完治にまで持っていくのは無理にしても，回復であれば，十分に希望が持てる治療法が登場してきた。そのようにして登場した，新たな心理学的ないしは生物学的な治療の大半は，複数を組み合わせて行われた場合にその効果が最大となり，理想的な治療となることがわかっている。

　本書の目的は，あらゆるタイプの依存症に対応した治療方法について詳細なレビューをすることではない。むしろ本書において私たちがすべきなのは，自己治療仮説にもとづく理解が，どのように患者やその家族，あるいは援助者のよき指針として役立つのかを明らかにしておくことであろう。本章では，私たちが求められていることに応えるために，セルフヘルプ，心理療法，ならびに薬物療法という代表的な治療方法に限ってとりあげ，それぞれの概要を整理しておきたい。

セルフヘルプ

最も広く知られ，同時に，最も利用しやすいセルフヘルププログラムは，アルコホリクス・アノニマス（Alcoholic Anonymous: AA），コカイン・アノニマス（Cocaine Anonymous: CA），ナルコティクス・アノニマス（Narcotics Anonymous: NA）といった，12ステップに準拠したプログラムである。その一方で，12ステッププログラムの伝統や文化を受け入れられない人たちのために，この数十年のうちに，スマート・リカバリー Smart Recovery のような新しいタイプのセルフヘルププログラムも登場している。

AAには匿名の伝統があり，それゆえに，これまでは12ステッププログラムの有効性を科学的に検証するのは不可能と考えられていた。しかし最近になって，米国国立アルコール問題研究所（National Institute on Alcohol Abuse and Alcoholism: NIAAA）の支援を受けて実施された，MATCH研究により，このプログラムがきわめて効果的な治療方法であることが証明されたのである[1]。私たちの経験にもとづいていえば，12ステッププログラムの治療効果は，依存症者を「包み込み」（＝コンテイン contain）ながら，その一方で変化を促すという，きわめて洗練された方法で，集団心理を利用することによって達成されている。

依存症の臨床的特徴として最も本質的なものは，コントロール喪失である。それは，物質使用や行動に対するコントロール喪失だけにとどまらず，人生全般に対するコントロール喪失も伴っている。「状況をいまより少しでもよくしたい」と望むのであれば，最初の一歩は，まずもって現実を認めることである。AAや他の関連のセルフヘルプグループに参加することは，依存症者がその最初の一歩を理解し，踏み出すうえできわめて有用である。

しばしば誤解されているが，AAのメンバーになるために必要な条件

とは，決して神を信じ，禁欲に徹し，あるいは信仰に身を捧げることではない。心からアルコールをやめたいと願う気持ち，求められる条件はそれだけである。このシンプルな条件さえクリアできれば，誰でもメンバーになれる。そして，心を開いて語り，すべてを受け容れてもらい，役立つ助言に導かれ，再飲酒の誘惑に抗ってミーティングに参加しつづける，という独特の治療文化を享受することができるのである。特に重要なのは，自らが抱えている依存症に対して無力であり，自らの人生が依存症のせいで手に負えない状況になってしまったことを受け容れる，というものであろう（すなわち，12ステップにおけるステップ1,「私たちはアルコールに対し無力であり，生きていくことがどうにもならなくなったことを認めた」）。だからこそ，AAがメンバーに求めるのは，「もう絶対に飲酒しない」などと宣言することではなく，その日一日だけ飲酒しないようにすることであり，「毎日少しずつ進む」ことをよしとする態度なのである。たったそれだけのことにもかかわらず，このプログラムに参加して「飲まない日」を積み重ねていくと，いつしか飲酒しなければならなかった重要な原因のひとつが消えている。つまり，離脱が消褪し，身体依存の要求にもとづくアルコールに対する渇望や飲酒欲求が減弱していくことに気づかされるわけである。このようにして物質使用に対する身体的な要求が取り除かれれば，AAに参加するメンバーには自然と，依存症の基底に存在する，感情と行動の調節不全と向き合いやすい環境が準備されることとなろう。要するに，このステップ1には，自らの病気を認め，生きることのコントロールができなくなった現状を認めることによって，これまで持てあまし，手に負えなくなっていた破壊的行動を制御できるようにさせる仕掛けがあるのである。

　12ステッププログラムでは，治療の最初に飲酒に対するコントロールを確立した依存症者は，次の段階として，依存症を引き起こした，自らの生き方や状況を変えていくことが求められる。依存症につながる脆弱性（すなわち，感情，自尊心，人間関係，およびセルフケアの調節不

全）は，自己破壊的な防御機制と独特の性格特性を生み出すことが少なくない。12ステッププログラムにおいては，そのような性質を「性格上の欠点」として取り上げている。決して飲酒に自己陶酔を求めていたわけでない人であっても，ひとたび依存症を発症すると，確実に自己陶酔的傾向が強まっているものである。12ステッププログラムでは，「言いっ放し，聞きっ放し」の伝統によって，少しずつ自らをふりかえり，変化を促していく雰囲気が育まれている。その伝統にしたがって，ミーティングに参加するメンバーたちはお互いの「ストーリー」に静かに耳を傾けるなかで，感情，自尊心，人間関係，セルフケアに対する調節不全を抱えているのは自分一人ではないことに気づかされるのである。そうした「ストーリー」語りを通して，メンバーは，自らの感情を知り，感情を調節し，あるいは，罪悪感や恥，自尊心の低さを克服し，他の人との関係の持ち方について学んでいく。この点において，AAは，自己調節不全のせいで生きづらさを感じている人にとっては，癒される場として機能する。AAが持つスピリチュアルな要素は，そのような不安を持つメンバーにとっては大いに役立つのである。明らかにAAは，アルコール依存症者が抱えるスピリチュアルな次元にも対応しており，依存症発症におけるスピリチュアルな要因に目を向けさせ，その人のスピリチュアルな成長を促す機能を果たしている。その証拠に，AAのミーティングでは，「赦し」という概念まで広く採用されているのである[2]。

　AAミーティングにおける「言いっ放し，聞きっ放し」は，他のメンバーの話を通じて，依存症の基底にある自己破壊的な性格特性が，他のメンバーだけでなく，自らの内にもある，という事実を認めるのに役立つ。そして，そのような体験を重ねるなかで，メンバーたちは，人生における最悪の運命とは，「苦しみを抱えることではなく，一人で苦しむことである」ということを理解するようになるのである。その結果，「人がどうなろうと関係ない，誰も自分に構わないでほしい」という防御的な自己充足が，「人は一人では生きてはいけない，人は相互に助

け合わねばならない」という相互扶助の認識へと変化していく。その変化は，ミーティングに参加するようになってからの時間経過にしたがって，自己陶酔から利他主義，あるいは他者への思いやりへと，段階的に生じていく。つまり，AAは，「自分の人生を管理するのも，自分自身の世話をするのも自分だけでやるのが最善である」という考えに異を唱えているわけである[3]。

心理療法

12ステッププログラムには，「断酒や依存症からの回復が始まるには，『底つき』を体験しなければならない」という古い格言がある。これと同じことを，最近では，「下がっていくエレベーターからいつ降りるかという決断をする人」になぞらえるようになり，かつてよりも現代的な表現で語られるようになっている。しかし，現代の心理療法家たちは，依存症からの回復には必ずしも「底つき体験」という悲惨な経験が必要とは考えていない。むしろ今日では，依存症であることを認め，依存症と向き合う治療動機を引き出すプロセスそのものが，治療における重要な要素と見なされるようになっている。

過去数十年のうちに，依存症治療のために，個人療法，グループ療法，カップル療法，家族療法といったさまざまな種類の心理療法が開発されてきた。依存症者が自らの感情に困惑したり，圧倒させられたり，自己嫌悪に苛まれたり，満足のいく人間関係を持てなかったり，セルフケアができなかったりしているとすれば，心理療法は，こうしたさまざまな問題に対応したものでなければ十分な効果は期待できない。私たちは，心理療法のタイプや志向性にかかわらず，その治療が効果的であるためには不可欠な要素——おそらくその要素の重要性については，大抵のセラピストが同意するであろう——があると考えている。その要素とは，以下に示すようなものである。

- 思いやり
- 居心地のよさ
- 共感
- 粘り強さ（失感情症や行動，回避に関する問題を思い出すこと）
- 教育（例：感情やセルフケアについて患者が学ぶのを手助けするなど）
- 自己認識（セラピスト・患者）
- お互いを尊重した雰囲気（治療同盟）
- バランス（話すこと／聞くこと）

　私たちが最も多く用いてきた治療アプローチは精神力動的志向性の心理療法であるが，その他にも有効性が証明されている治療法はいくつかある。たとえば，認知行動療法（cognitive behavioral therapy: CBT），動機づけ強化療法（motivational enhancement therapy: MET），および弁証法的行動療法（dialectical behavioral therapy: DBT）などである。依存症を抱えている人に広く見られる自己調節の問題を考慮すれば，効果的に治療を提供できるセラピストの条件としては，友好的かつ支持的で，共感的な治療関係の重要性を十分に理解している人ということとなろう。なかでも重視されるのは，安心できる雰囲気のなかで，積極的，協動的，教育的に，依存症を引き起こし，維持し，再発を誘発する要因を同定しようとする態度である。

　精神力動的な観点からすると，支持的表現療法（supportive-expressive therapy: SET）は，病理の中核をなす関係性の問題を探求するのには明らかに有効である[4]。私たちが修正した精神力動的アプローチの場合には，感情，自尊心，関係，およびセルフケアの調節障害に焦点を合わせている[5]。CBTも同様に，対人間および個人内の知覚や経験に焦点を合わせ，依存症を引き起こし，維持し，再発を引き起こす感情，行動，

思考を検討する治療アプローチを採用している[6]。また，「変化のステージモデル[7]」にもとづくMETの場合には，依存症に対する否認を克服し（前熟考期），自分が問題を抱えていることを考慮し始め（熟考期），変化のために用意をし（準備期），それに対して行動を起こし（行動期），その後，回復を維持するように（維持期），患者を導き，動機づけることを目標としている。このアプローチは，共感すること，自己効力感を支持すること，議論を避けること，抵抗をやめること，そして，患者の行動と発言とのあいだの矛盾を追いつづけることに基礎を置いている[8]。セラピストはこれらの心理療法モデルのいずれか1つを厳密に遵守すべきだ，と主張する人もいるかもしれないが，私たちはそうは思わない。むしろセラピストの多くは，こうした治療アプローチのさまざまな側面を意図的に，あるいは無意識的に組み合わせ，治療を行っているはずである。そのような心理療法こそが，依存症者の苦痛を引き起こす，さまざまな問題点にアクセスし，それを修正することができる。そうしたアプローチは，依存症者がこれまで依存性物質や嗜癖行動によって治療してきた苦悩を，適切な方法で改善するはずである。

　これまで行ってきたさまざまな取り組みのなかで，私たちはとりわけグループ療法の有用性には強い感銘を受けてきた。私たちは，物質乱用者のために修正精神力動的グループ療法（modified dynamic group therapy: MDGT）を開発した。それは，感情の体験や表現，自尊心，関係性，セルフケアといった問題——すなわち，依存症の病因となり，依存症者が依存性物質や嗜癖行動で自己治療しようとする苦痛——に焦点を合わせ，これらの問題を変化させることを目指す治療法である[9]。

　この治療セッションでは，グループは，依存症者たちを包み込み，変化を生じさせるものとして機能する。しかし，グループが果たす役割として重要なのは，おそらく包み込むことよりも，行動を変化させること——とりわけ依存症への罹患リスクを高める性格特性や行動パターンなどを変化させることである。患者たちは，自らの行動と感情の調節不全

を考慮しながら，お互いが安全と生存を確保できるように助け合うことが求められる。そして，グループでの相互交流のなかで，患者たちは，危機的状況におけるお互いに対する恐れや心配，不安といった感情を自然に表現しなければならない。彼らは，裁かない態度で危険な行動を禁じ，薬物の再使用につながるようなセルフケアの放棄に対して適切な警告をしあう。訓練されたファシリテーターとともに，グループの力動は，安全や支持といったものにとどまらない，内的なプロセスへと深まっていく。グループは，内省，なかでも感情や，感情を覆い隠す性格防衛や行動に関する内省を促しあう場となり，すばらしい公開討論の場のような様相を呈する。それは，自尊心の問題に対する強力な解毒剤となり，他者との有意義なつながりを育み，その一方で，参加者一人ひとりが，これまでなぜ，そしてどのようにしてこうしたつながりを避けたり，あるいはつながりを築き上げることができなかったりしたのかを考える機会となるのである[10]。

　本書の冒頭で触れたように，依存症に伴う苦悩や困惑は，依存症者本人だけにとどまらず，本人にかかわりを持つすべての人——家族や友人，同僚——にも影響を与える。近年では，アラノン Al-Anon などの依存症者家族のためのサポートグループが活動するようになっている。そうしたグループでは，家族が，依存症者本人との機能不全となった関係性について理解を深め，この問題に適切に対応することができるような支援を行っている。

薬物療法

　少し前まで，薬物療法と非薬物療法的な介入とは相互排他的な関係にあると考えられていた。しかし，いまや多くの研究が，薬物療法と非薬物療法的な介入とはむしろ相補的な関係にあり，両者が組み合わされて提供される治療が，最もよい治療転帰をもたらすことを明らか

にしている。たとえば，マクリーン McLellan らは，オピエート依存症に罹患している人の大規模な集団を対象として，メサドンによる薬物療法に異なる治療を付加した際の治療効果について研究を行っている。その結果，彼らは，家族療法や就労カウンセリングなど，異なるタイプの治療を数多く付加された集団が最もよい治療転帰を示すことを見出したのである[11]。同様に，他の精神障害が併存する依存症患者の場合には，両方の障害に対する治療を同時に提供していく，いわば統合的治療を行ったときが，最もよい治療転帰を得ることができる。たとえばワイス Weiss らは，物質依存症と双極性障害に罹患する患者を治療する場合には，統合的グループ療法（integrated group therapy: IGT）で治療すると，断酒・断薬日数やいくつかの評価尺度得点において最もよい治療成績を得ることができることを確認している[12]。

　ある患者が何らかの依存性物質に対して身体依存を呈している場合，通常，治療はまず解毒から始まる。アルコール，オピエート，あるいはベンゾジアゼピンなどの鎮静薬・睡眠薬に対しては，それぞれの物質に応じて，さまざまな解毒治療の方法がある。しかし，いずれの解毒方法を用いるにしても，解毒に引きつづいてさらなる治療が行われなければ，再発率は事実上，100％と考えてよい。

　依存症に対する薬物療法は，アルコールもしくはオピエートの依存症患者の断酒・断薬を維持する目的から開発された。ジスルフィラム［訳注：わが国での商品名は「ノックビン」］は，アルコールの代謝・分解を阻害するはたらきがある。したがって，ある人がジスルフィラム服用後に飲酒すると，有害な代謝産物であるアセトアルデヒドが体内に蓄積され，嘔気や嘔吐といった不快な反応が生じてしまう。ナルトレキソンという薬剤には，脳内のミュー・オピオイド受容体を遮断するはたらきがある。第12章でも触れたように，この薬剤は，摂取したアルコールによって放出される内因性オピオイドが，脳内報酬系の受容体に結合するのを阻害する。その結果，ドパミン放出が遮断され，アルコール摂取が

もたらすはずであった。脳内における報酬効果のひとつが除去されてしまうわけである。最後に，アカンプロセート acamprosate は，脳内におけるグルタミン酸神経化学伝達物質系の効果を弱めるはたらきがあると考えられている。この系は，脳内における主要な「興奮性」神経化学伝達物質の系であり，アルコールからの離脱に際して特に活発なはたらきをすることがわかっている。

メサドンは，オピエート依存症の治療に用いられる治療薬のひとつである。すでに述べたように，この治療薬は，他のすべての依存症治療薬と同様，包括的な心理社会的支援がなされるなかで処方されるべきものである。実際，この治療薬は，カウンセリングやその他の援助が提供できると認められたオピエート依存症治療プログラムでしか，処方を許されていない。メサドンは，脳内のオピオイド受容体に作用する薬剤である。すなわち，エンドルフィンなどの内因性オピオイドが作用する受容体に対して，あたかも内因性オピオイドのように作用するわけである。

メサドンは，オピエートからの離脱やオピエートに対する渇望を抑え，同時に，他のオピエートによる効果発現を阻害する。メサドンは，乱用される危険性がある一方で，何十年にもおよぶ追跡研究によって，正式に認可されたプログラムのなかで適切に提供された場合には，物質乱用や犯罪行為の減少，さらには，就労や家族生活への復帰をもたらすことが明らかにされている[13]。なお，メサドンはしばしば依存性薬物の代替品として批判され，激しい，文字通りイデオロギー的な議論の争点となってきた。そのようなイデオロギー的問題はさておき，自分たちのメサドン治療の経験をふりかえって見ると，上述した研究知見がまちがっていないのがわかる。メサドン投与は，人の生命を守るのに役立つ介入といえるであろう。

オピエート依存症患者に対する薬物療法としては，ブプレノルフィン［訳注：米国での商品名は，「サボクソン Suboxone」。わが国では「レペタン」という商品名で発売されているが，鎮痛薬としてのみ使用されている］

という，もうひとつの選択肢もある。ブプレノルフィンも，メサドンと同様，ミュー・オピオイド受容体に作用し，離脱と渇望を抑えるはたらきがある。しかし，メサドンとは異なり，ある程度まではミュー・オピオイド受容体の活動性を高めつつ（ある程度以上になると，いくらブプレノルフィンを追加投与しても，さらなる活動性上は得られない），同時に受容体に対する遮断作用は持続するという，典型的な部分アゴニストである。サボクソンの場合には，ブプレノルフィンは，ミュー・オピオイド受容体拮抗薬ないしは遮断薬としての作用を持つナロキソンとの合剤として販売されている。この合剤は，さらなる効果を少しでも得ようとしてブプレノルフィンを注射する，といったことを防ぐために開発された。実際，同じ拮抗薬であるナルトレキソンは，オピエート依存症のための治療の第三選択薬である。こうした拮抗薬には，オピオイド受容体を遮断し，ヘロインなどの薬物がこれらの受容体に結合するのを阻害するはたらきがある。

　ニコチン依存症治療のために認可された薬剤もある。たとえば，抗うつ薬であるブプロピオンやさまざまなニコチン置換薬がそれにあたり，さらに最近では，ニコチン受容体部分アゴニストであるバレニクリン（商品名「チャンピックス」）も登場した。このように，これまで物質依存症の治療のためにさまざまな薬物療法が試されてきており，現在もなおコカイン依存症などに対する薬物療法が研究されているところであるが，新たに米国食品医療品局（Food and Drug Administration: FDA）によって認可された薬剤はいまのところまだない。また，重複障害患者が抱える両方の障害に対して特別に認可された治療薬はないものの，抗うつ薬，抗精神病薬，気分安定化薬といった精神科治療薬の多くが，物質使用障害患者に併存する精神障害に対しても安全に使用でき，かつ有効であることは明らかにされている。このことが重要な意味を持つのは，精神障害の存在こそが，そのような重複障害患者を物質使用へと突き動かす苦痛の原因であるからである。それと同様に，自己治

療という観点からいえば，メサドンやサボクソンといった依存症治療薬を投与すると，身体的な不快感だけでなく，心理的苦痛も軽減するのである。これは，オピエート依存症者がヘロインなどの違法オピエートを用いる際に，長期的にはかえって状態悪化につながるものの，短期的には感情的苦痛が軽減するのと，きわめてよく似た現象である。

　結局のところ，薬物療法は，依存症治療の終わりではなく，治療のはじまりであると考えている。それは，治療導入に際しての，いわば「フット・イン・ザ・ドア」［訳注：セールスマンが営業活動において，商品説明を聞いてもらうきっかけを作るために，相手にドアを閉じられないように，ドアのすきまに自分の足を挟むこと］の役割を果たす。依存症治療薬には，依存症を抱える人を物質使用へと走らせる苦痛，そして同時に，物質使用によって生じる不快感を和らげることによって，物質を入手することや，使用することにとらわれた状態を取り除く効果がある。そうすることによってはじめて，依存症者は，自らが抱えるさまざまな調節不全から生じるさまざまな問題と向き合うべく，個人療法，グループ療法，家族療法といった，他の治療に積極的に参加できるようになるのである。

　以下に提示する症例は，薬物療法と心理社会的治療を組み合わせた治療例である。

症例ロレッタ

　ロレッタは，2人の息子をもつ35歳のシングルマザーである。彼女の次男は，重篤な不安と学習困難を抱えていた。彼女は，若いころにアルコールを乱用したり，マリファナを試したりしたことはあったものの，他の薬物を使用したことはなかった。彼女は，あるときちょっとした外科的処置を受け，術後の疼痛に対してオピエート系鎮痛薬を処方された。その薬を服用した彼女は，その薬が身体的疼痛だけでなく，これまでさほど気にとめないできた，生きることにまつわるさまざまな感情的苦痛

も軽減してくれることに気づいた。なかでも次男が繰り返し訴える不安によって引き起こされる苦痛に対して，その薬は効果てきめんであった。

　服用開始当初，その鎮痛薬は，彼女が自分のなすべきさまざまな活動を，さして苦もなく行うのにとても役立った。しかし，まもなく彼女は多量に服用するようになったため，医師から処方を断られ，代わりに依存症の治療を受けるようにと指示されるはめになってしまった。それでも，しばらくのあいだ，彼女はストリートで売っているオピエート系鎮痛薬を不正な方法で購入して，薬物の使用をつづけた。しかし最終的には，彼女の薬物使用はとても自分では手に負えない水準にまで深刻化し，中学校の学生食堂での仕事も失う事態へと陥ってしまった。さらに，彼女は朝起きることができず，2人の息子を学校に遅刻させてしまい，ついに彼女は小学校の校長からも注意されることとなった。このような出来事が重なるなかで，彼女はまさに問題を突きつけられた格好となり，解毒プログラムに参加することに同意せざるを得なくなった。そして，解毒プログラムが終了すると，彼女はサボクソンを処方され，今度は，外来の依存症プログラムに参加するように指示された。

　彼女は，サボクソンを服用したときの感想として，「心地よい薬。初めて自分がふつうの人間になったように感じた」と報告した。数カ月間の断薬を経た後，彼女が，それまで一度も診断されたことのない，未治療の大うつ病性障害であることが明らかになった。彼女は，抗うつ薬を服用するようになり，その効果は良好であった。ロレッタは，オピエート依存症者のグループに参加するように指示された。彼女はそのグループのなかで，「それまで一度としてうまくできたことがなかった」という，自らのセルフケアの問題に気づき，そのうちのいくつかの問題に対して具体的な対策を講じはじめた。それでもなお，特別な支援を要する次男の世話に手を焼く状況がつづいたことから，子育て問題に焦点を合わせた女性限定のグループにつながることとなった。そのグループに参加し，他のメンバーとお互いに共通する体験を話し合うなかで，彼女は，「かつ

て薬を使いたい気分にさせられた」ストレス要因に対して，適切に対処するためのスキルを身につけていった。やがて彼女は再び仕事に就いた。興味深いことに，彼女は治療を受けるなかで，たんに薬を使う気持ちよさを考えることから，もう一度，薬を使ったらはたして楽になれるだろうか，と考えることへと変化し，さらには，断薬と治療から学んだスキルのおかげで，自分や息子たちはとてもよい状況を手に入れることができた，と考えるまでに進歩した。

症例ロレッタの場合，サボクソンのおかげで，彼女が生活するうえで避けられない，いくつかの困難に対処しながら，自分に必要な治療をつづけることができた。さらに，依存症治療を受けながら断薬をつづけた結果，彼女には，これまで気づかれなかったうつ病があることが明らかになり，その治療も受けることで，彼女を薬へと駆り立てる誘因のひとつを解決することができたわけである。

その他の治療上の問題

過去20年間，依存症治療を専門とするセラピストの関心は，依存症患者が治療意欲をいかにして動機づけるかに集中していた。その結果，患者の動機づけの段階に応じた治療的介入をする必要があることは，これまでも多数の知見が指摘されてきた。たとえば，自分が依存症であることに納得できないでいる人は，前熟考期ないしは熟考期にあると捉えることができる。その場合，適切な治療的介入とは，アルコールや薬物を使いつづけることのよい面と悪い面についての話し合うことであろう。セルフヘルプグループへの参加を勧めるのは，行動期にある人には適切かもしれないが，自分の問題に疑念を抱いている段階の人には決して歓迎されないであろう。実際，私たちは，動機づけの段階に合わせて，それぞれの患者に適した治療的アプローチを提供するように努めて

いる。

　ここで忘れてはならないのは，非特異的な治療要因と呼ばれているものの役割を考えておくことである[14]。そうした要因の多くは，治療を提供する人の質や，セラピストが患者とのあいだで築き上げる治療関係のあり方といったものから構成されている。こうした非特異的な要因が治療に与える影響について，私たちは，最近読んだある総説論文から興味深い示唆を学んだ。その論文は，アルコール依存症患者に対するトピラメート topiramate［訳注：商品名「トピナ」。わが国ではてんかん治療薬として認可されている］という薬剤の有効性に関する研究をレビューしたものであった[15]。それによれば，対象患者の半数がトピラメートを服用し，残りの半数がプラセボを服用したという。その結果，トピラメートを服用した患者のほうが改善の程度はより顕著であったものの，プラセボ群もまた症状の改善が認められたのである。このような改善は，対象者全員に提供された行動療法の効果であったのかもしれないが，興味深いことに，研究におけるすべてのプロセスにおいて最も顕著に飲酒量の減少が見られたのは，なんと待機期間（予備選抜から正式な研究登録までの期間）であった。この事実は，それがトピラメートであれ，プラセボであれ，対象者の誰もが，最初のトピラメートの錠剤を飲み込む前に，すでに飲酒行動を大きく変化させていたことを示している。これはおそらく，この研究に関与する専門家が，予備選抜の過程で患者と丁寧な話し合いをしたことが，飲酒問題への認識を高めた可能性を示唆している。

援助なしの回復

　もちろん，何らの治療を受けることなく，自然に依存症から回復してしまう人もいる。実はこうした回復は，通常考えられているよりも頻繁に起こっていることかもしれない。援助を受けることなしに回復する人

たちは，障害の様態が軽症であり，回復のプロセスを複雑化させる精神医学的併存症が比較的少ない人である場合が多い[16]。

　今日，依存症治療を提供する人にとってはエキサイティングな状況にあり，治療を受ける依存症を抱える人にとっても，まさに好機といえるであろう。なぜなら，精神障害を併存する物質使用障害患者にしても，そうでない物質使用障害患者にしても，治療経過中に遭遇する種々の困難に対して，使用できる薬物療法と非薬物療法には多数の選択肢があるからである。

　こうしたなかで，自己治療仮説は，慢性的な物質乱用に関係する，より根本的な問題に焦点を合わせることで，将来，開発されるべき治療薬のイメージを明らかにした，といっても過言ではない。なるほど，自己治療仮説は，MDGTの開発を促したが，その一方で，依存症の基底にある，脳内および対人関係内の両方における調節不全研究をも促してもいる。同様に，自己調節不全と依存症の関係に対する関心を喚起されたおかげで，私たちはたえず感情，関係性，セルフケア，自尊心といった問題に注意するようになった。さらには，患者に個人療法，グループ療法，家族療法，薬物療法といった治療方法の有用性を説明する際に，以前よりもわかりやすい助言ができるようになったともいえるであろう。

第14章
結　論

　依存症は人を奴隷にしてしまう。依存症が持つ，このような，人を困惑させ，途方に暮れさせる性質は，多くの人たちに理解されることを切望している。その性質は，依存症を自ら体験したり，身近な人の問題として目の当たりにしている人たち，さらには，依存症の研究や治療に従事する人たちから理解されたいと切望しているのである。

　自己治療仮説は，理解，希望，および治療——これは，依存症に苦しむすべての人たちを苦しみから解き放つ要素である——を提供する，思いやりに満ちた理論モデルである。もちろん，モデルには限界があるが，モデルなくしては，依存症のような複雑な問題を解きほぐすことなど，到底できない。自己治療仮説とは，依存症を抱える人を何らかの脆弱性を持つ人たちと捉えるわけだが，私たちは本書のなかで，そのような捉え方が，どれほど依存症に対する全人的な心理学的理解をもたらすのかを明らかにしてきたつもりである。そうした理解は，依存症者が自らに下すおぞましい判断や烙印に対抗するためのものであり，同時に，他者が彼らに対して下す，同様の，あるいはより厳しい判断に対抗するためのものでもある。

　それから，依存症は，ともに生活をし，そのありさまを何度となく目の当たりにする家族や友人に深刻な影響を与える。あるときにはどうしようもなく心配な気持ちにさせられ，またあるときには「もうこれ以上

我慢ならない」という気分にさせられ，周囲を翻弄してやまない。本書のなかで述べた依存症に対する見方が，こうした状況にうまく対処できるような理解と希望をもたらすならば，これはまさに私たちの望むところである。

　なるほど，依存症には明確な生物学的根拠があり，身体的疾患によく似た特徴を持っている。しかし同時に，依存性物質や嗜癖行動をとてつもなく誘惑的で，自らを食いつくすような危険なものへと変えてしまう，心理学的および精神医学的な脆弱性に根ざした障害でもある。本書のなかで私たちは，そのことを示すさまざまな臨床的知見や科学的根拠を提供してきた。依存性物質への耽溺や嗜癖行動への没頭は，いわば自己矯正の試みなのである。もちろん，そうした矯正は，たいていの場合は成功しないが，他に困難を打開する方策が見出せないなかでの必死の試みであるのはまちがいない。私たちは，依存症者が意図的もしくは無意識的に矯正しようとしているものが何なのか，という問題を明らかにしようと努めてきた。あまりにも強烈な感情に直面していたり，そのような感情に耐える能力が制限されていたりする人にとっては，依存性薬物や嗜癖行動が安心感を得たり，耐えがたいものから自らの意識を守るのに役立つ場合もあろう。あるいは，依存性薬物や嗜癖行動を選択することでかえってより強烈な苦痛に耐えなければならないことがわかっていても，自身を困惑させ，言葉にできない感情から目をそらすのに役立つと考える人は，確かにいるものである。さらには，人とかかわることが苦痛であったり，人とのかかわりが持てないと感じたりしたときに，依存性薬物を使用することで，一時的に自尊心や自信を高め，他者との接触やかかわりを持つことが可能となる人もいる。しかし，このような対処はいずれもが，皮肉にも，依存症がもたらすさまざまな苦痛に遭遇するリスクを高めてしまうのである。こうした傾向は，セルフケア能力の乏しさのせいで，かえって助長されたり，悪化したりすることもあろう。

第 14 章　結論　175

　依存症の自己治療仮説は，依存症に苦しみ，耐える人の内的経験に根ざした理論である。この理論モデルは，精神力動的および臨床的な精神医学に依拠したものであるが，同時に，今日の水準における，依存症に対する遺伝学的および生物学的知見をも十分に踏まえた理論でもある[1]。もちろん，私たちは，依存症発症の前景や背景に見え隠れする，人を無力にしてしまう社会的および経済的要因についても無視しないようにも努めている。これまで私たちは，自己治療仮説にもとづくアプローチと他のアプローチとはお互いが対等に並び立つものとして考えており，他のアプローチと競合したり，排除したりしない，という立場を堅持してきた。実際，第4章において，私たちが尊敬する同僚であるジェシー・スー博士は，自己治療仮説にもとづく私たちの臨床データが，彼自身の研究はもとより，他のさまざまな臨床的および科学的研究によって支持されていることを報告してくれた。

　強調しておきたいのは，きわめて圧倒的で，苦痛に満ちた感情体験というものは，それが生命を脅かされるような強度の恐怖であろうと，外傷後ストレス障害（post-traumatic stress disorder: PTSD）や双極性障害，うつ病，統合失調症，あるいはパニック障害といった精神医学的障害の苦痛であろうと，いずれも物質使用障害と密接に関連している，という事実である。そのような問題を抱える人が，依存性物質で自らを治療するのは，決して快楽に溺れるためでも，自己破壊的衝動に突き動かされたためでもない。むしろ，他に解決策が見当たらないなかで，耐えがたい苦悩や苦痛を抑え，緩和することを意図したゆえの行動なのである。このような依存症に関連した苦悩は，依存症を抱える人によって十分に主張されてはおらず，依存症者の家族，あるいは，治療や研究に従事する人たちによっても十分に認識されているともいいがたい状況がある。

　私たちは，依存症患者に対して，「その物質を使ったとき，あなたはどんなふうになったのか？」と尋ねるのではなく，「その物質はあな

に何をもたらしたのか？」と尋ねるよう心がけるべきなのであろう。そうすれば，自己治療モデルはあなたに，これまで気づかなかった，依存症が持つ新しい側面を見せてくれるはずである。依存症を抱える人の話に耳を傾ければ，なぜ彼らの依存症が少なくとも一時的には解決策となり，しかし同時に，新たな問題を引き起こしたのかを理解するためのヒントが得られるはずである。

確かに，自己治療仮説を悪用し，物質を使用しつづけるための格好の口実に使われるのではないか，という懸念を抱く人もいないわけではない[2]。しかし私たちはそのような懸念に対して，問題は自己治療仮説にあるのではなく，それを誤って解釈する側にあるのだ，と反論したいと思う。私たちが経験したかぎりでは，患者の大半は，薬物使用を継続するための口実を探すなどといったこととは無縁であり，それどころか，再飲酒や薬物再使用のたびに，情け容赦なく自分自身を責め苛み，痛めつけているのがつねであった。

依存症は，物質使用がつづいているときには，恐ろしい形相の表情をして，理解できない声を荒げている。私たちの願いは，本書が，依存症を抱える人がもっと人間らしい表情と理解できる声を手に入れるのに役立つことである。同時に，本書を通じて，依存症を抱える人の家族，あるいは研究者や臨床家が，依存症を抱える人にとっての励みとなるような，表情と声を手に入れることができたなら，とも思う。おそらくそのような表情と声は，依存症の背景に存在する苦痛，そして，依存症によってもたらされるすべての苦痛を和らげ，癒すはずである。

あとがき
自己治療仮説——依存症を理解するための「折り紙つき」のアプローチ

　依存症の自己治療仮説は，30年前，カンツィアンとアルバニースによって初めて提唱され，以後，今日まで，依存症分野の臨床と研究に大きな影響を与えてきた。しかし，自己治療仮説が構想されてから何十年ものあいだ，依存症分野における生物学的研究には注目すべき知見がいくつも発見され，その成果は新しい薬物療法や心理療法，あるいは介入戦略を生み出してきた。そのような状況を踏まえれば，「自己治療仮説が，依存症の理解と治療に対して果たしてきた歴史的貢献の重要性は，現在もなお変わっていないのか？」という質問は，必ずしも奇妙なものとはいえない。だが，その質問に対する答えは，やはり「イエス」というものであることはまちがいない。今回刊行された，この新著は，自己治療仮説という，すでに十分にその妥当性が証明され，長きにわたってその価値が維持されている理論の解説書であるだけでなく，この分野における最新の研究知見が盛り込まれた，依存症を抱える人とその家族，および臨床家のいずれにとって，きわめて有用な包括的入門書である。
　確かに，この領域における，過去30年の科学的な進歩をざっと列挙しただけでも，依存症に対する考え方はあまりにも大きく変化した。たとえば，自己治療仮説が初めて提唱された頃，私たちは，アルコールやオピエート，あるいはコカイン，マリファナといった依存性薬物の神経系に対する作用について，まだほとんど何も知らなかった。なるほど，依存性薬物の研究は，数種類の神経受容体の存在を突き止めていたし，そのような受容体のはたらきについても，基礎的な知識ならば何とか持ち合わせてはいた。また，耐性や離脱についても，その臨床症候を記述

できる程度に把握はしていた。しかし，こうした現象の背後にある神経化学的な機序については，いっさい何も知らなかったのである。

　誤解を怖れずにいえば，1970年代における臨床家のほとんどは，「依存性薬物を繰り返し大量に使用すると，取り返しのつかない脳障害が生じる」などといいながら，しかし本当のところは，その科学的根拠などは皆無に等しい，という状況であった。というのも，当時はまだコンピューター断層撮影（CT）やポジトロン断層撮影（PET），あるいは磁気共鳴画像撮影（MRI）や機能性磁気共鳴画像法（fMRI）といった技術は開発されておらず，したがって，いかなる専門家であっても，薬物による脳障害を解剖学的もしくは生理学的に証明し，定義することなどできなかったからである。また，その当時でも，すでに依存症の一部には遺伝が関与している病態があるのではないかと疑われていたものの，依存症に関する罹患脆弱遺伝子を同定できるような分子生物学的もしくは生化学的な技術はなかった。

　このように科学的根拠を欠いていたせいで，当時はまだ，「依存症はれっきとした病気である」という見解に賛成する人は少なく，依存症は単なる悪癖か，さもなければ性格上の欠陥と見なされていた。そうした状況を考えれば，当時，自己治療仮説という臨床概念が，依存症治療に対する熱意と気概あふれる，数少ない学説であったというのも理解していただけるであろう。実際，研究者も臨床医も，依存症の治療方法もメカニズムも皆目見当がつかない状況に置かれていた。治療資源として存在していたのは，かろうじてアルコール依存症者のためのAA，薬物依存症者のための治療共同体，それから，二，三の30日間の物質依存症入所プログラムだけであり，しかも，これらはいずれも，依存症の当事者たちが自らのために自らの手で作り上げたものであった。

　しかし，この30年間で依存症領域の状況は大きく変化した――もちろん，それは好ましい方向への変化である。たとえば，現在では，会員数が非常に多い，活発な医学会が，内科医に対する依存症治療のトレー

ニングと啓発に真剣に取り組んでいる（米国依存症医学会 American Society on Addiction Medicine）。また，やはり同じく活発な精神科医の団体である米国依存症精神医学会 American Academy of Addiction Psychiatry（AAAP）の場合には，依存症治療に関する精神医学的な専門技術を高め，その分野に進む人を増やすべく尽力している。さらに製薬会社は，ニコチン，マリファナ，アルコール，コカイン，オピエートの依存症を治療するための新薬を1ダース以上も開発し，上市している（ただし，アンフェタミン依存症についてはまだであるが）。そして，脳画像検査，分子生物学的検査，遺伝子検査における技術的進歩は，依存症に対する理解を深めるうえで欠かせない新知見を，次々に，それこそ日進月歩の勢いで生み出している。

　こうした臨床実践や科学的知見は，すでに社会に取り込まれ，それによって多少とも依存症臨床の水準を高めてきたのはまちがいない。今日，依存症は，長期におよぶ治療，定期的な薬物使用モニタリング，その他さまざまな支援を要する慢性疾患と見なされるようになった。米国司法省矯正局は，米国内に1500カ所を超えるドラッグコート（薬物裁判所）を設置し，そこでは，薬物関連犯罪で刑罰を科せられた被告人に対して，刑務所に収容する代わりに，裁判所の監督下での地域内治療体制を整備している。また，これまで依存症支援にかかわってこなかった，プライマリケア医は，いまや依存症のスクリーニング検査やブリーフ・インターベンションを行い，アルコールや薬物の使用障害を抱える患者に対して治療薬を処方するまでに変化している。

　これだけの劇的な科学的，技術的な進歩を遂げたいま，私たちはそれでもなお，自己治療仮説を必要とするのであろうか？──そして，もしも必要であるとするならば，それは一体何のために？

　私の答えはこうである。「もちろん，必要である」と。そしてその理由は，「自己治療仮説こそが，依存症を抱える人，家族，社会に，依存症に対する正しい理解を教えてくれるから」である。この点について

は，後でくわしく述べるつもりである。

自己治療仮説と快楽主義という社会の偏見

　一般に，社会は依存症を怖れ，依存症の餌食になるような人たちを毛嫌いしている。もちろん，毛嫌いされるだけの客観的理由はある。アルコールや薬物の乱用は，公衆衛生上のさまざまな問題を引き起こす。その意味では，まさしく社会の脅威といってよい。しかし，そのような客観的理由よりもさらに深刻なのは，依存症に対する主観的な嫌悪感であろう。こうした嫌悪感の背景には，依存症はふしだらな快楽の追求でしかない，という思い込みがある。私たちの社会では，責任は重要なものと見なされており，それゆえ，社会や家族の一員としての責任としての責任を放棄し，個人的な快楽に耽っている人は，蔑まれるのがつねである。その意味では，依存症に対する厳罰主義的な考え方が出てくるのは，ごく自然な反応というべきであり，当然ながら，依存症者に治療や支援を提供するなど，あり得ない発想であったといえよう。
　私は，自己治療仮説が果たした重要な貢献のひとつは，社会が依存症にもとづくさまざまな破壊的行動を理解するのを助け，この問題に対する治療的アプローチを支持する気運を高めた点にあると考えている。すなわち，自己治療仮説という新たな考え方の枠組みが登場したことにより，社会は，依存症という問題を承認できるようになり，依存症を抱える人に対して治療を提供するようになったのである。
　自己治療仮説に触発された臨床実践や研究により，これまで「快楽主義的」と思われてきた人たちの多くが，孤立，抑うつ，不安，そして，人生早期におけるトラウマ体験の影響を抱えていることが明らかにされた。その結果，一見快楽主義的な薬物探索行動としか見えない依存症者の行動も，背後には深刻な問題があるとする考え方が生まれ，政策的に依存症者支援を進めることが可能となったのである。依存症に対する社

会の反応も，これまでの「法律と命令」から，「刑罰だけでは生き方を変えることはできないし，薬物の再使用や乱用状態の再発を減らすのに役立つ洞察も得られない」というものに変化した。いまや裁判所や司法省矯正局でさえも――そのような機関だからこそなのかもしれないが――，最も重篤な依存症者には刑罰よりも治療が必要であり，依存症が見せる表面的な症状に対する治療だけではなく，別の治療を付加する必要があると認識するに至っている。そうした認識が，刑務所内での積極的な依存症治療プログラムの実施やドラッグコートの発展，さらには，保護観察や仮釈放の条件として治療を課す，というシステム構築の実現を後押ししたといえるであろう。

自己治療仮説と継続的な依存症治療の開発

　自己治療仮説は，社会が依存症に対する理解を深め，依存症に対するさまざまな行政的施策が展開できる状況を整えただけでなく，私たちに依存症を治療するために必要な臨床的洞察や考え方を教えてくれた。依存症治療に関する科学的研究の進歩にもかかわらず，現状では，そのような科学的治療の標的となるのは，依存症のさまざまな症状のなかのごく限られたものだけであり，他の症状はいまだに治療対象とはなっていない。すなわち，現在の科学的治療とは，離脱の不快感を減じ，いくつかの薬物については，薬物の直接的効果から化学的に保護するのがせいぜいのところなのである。もちろん，これらの治療は重要であり，必要でもあるが，本書の著者らが指摘するように，それだけでは不十分なのである。著者らは以下のように述べている。

　　離脱と耐性のメカニズムだけでは，依存症の治療経過でしばしば見られる，強力で，本人や周囲をふりまわし，消耗しつくしてしまう状態を説明できない。また，何年間も断酒・断薬をつづけていたにもかかわら

ず，再発してしまう現象を説明することもできない。

　その意味では，自己治療仮説は，臨床家と患者とが，離脱や耐性の身体的症状が消失した後でも薬物乱用の再発脆弱性は依然として残る，ということを理解するのに，きわめて有用な概念である。自己治療仮説はまた，ある種の感情や環境といった要因が，再発に対する脆弱性の大きな部分を占めていることも教えてくれる。著者らは以下のように述べている。

　　気分が落ち込み，無気力になっている人にとっては，コカインや「スピード」のような中枢刺激薬がもたらす，活力を高め，行動的にさせてくれる効果は，まさに歓迎すべきものといえるであろう。
　　多動傾向のある人であれば，中枢刺激薬は逆説的に行動を落ち着かせる効果をもたらし，その意味ではやはりメリットがあると考えるべきである。たえず緊張し，自分の感情を落ち着いて表現できない人は，少量から中等量のアルコールが，そうした居心地の悪い感情に耐えられる状態をもたらしてくれ，人前で自分の考えや気持ちを堂々と話せるようになることを発見するかもしれない。極度の緊張や不安，焦燥感に苛まれている人の場合には，そのような状態を鎮めるために，大量のアルコールを必要とするであろう。ささいなことでいらだち，腹を立て，あるいは怒り狂ってしまいやすい人の場合には，オピエートを使用すれば，穏やかで感じのよい態度を保つことができる。

　こうした臨床的に妥当で，広く観察される現象から，私たちは，2つの重要な臨床的知見を導き出すことができるであろう。1つは，依存症者の感情や関係性を扱うような治療を行う場合，その治療期間は，保険会社や州の医療政策による医療費支援受給期間として定めた典型的な日数である，30〜60日では，とうてい不可能ということである。繰り返

し依存症者を襲う耐えがたい感情は，重要な再発脆弱性のひとつなのである。もう1つは，再発の様態は依存症者であればすべからく同じとはいえず，全員に共通したものではない，ということである。むしろ再発脆弱性を規定する要因の多くは，依存症者個人に特異的なものであり，あらかじめそのような要因に対応しておけば，再発は予測可能であることが少なくない。すなわち，自己治療仮説にもとづいて治療をしていれば，個々の依存症者と好みの薬物とのあいだに見られる，特異的な関係性を深く理解することとなり，かなりの精度で再発を予測できるようになるのである。

一人ひとりの依存症者と好みの薬物とのあいだには，彼らの再発脆弱性を構成する，ある特定の感情や環境，あるいは人間関係といった要因が複雑に関係している。もちろん，感情状態（抑うつ状態）や環境（酒場やクスリ漬けの隣人の存在）といった再発脆弱性の一部は，ほとんどの依存症者に共通した，一般的なものではある。しかし，ある依存症者に特異的な再発脆弱性と関連するリスク要因を同定するには，臨床家が，患者が抱える中核的な感情と関係性の問題を理解し，ある特定の薬物を使うことが，たとえ一時的であるにせよ，どのような利益をもたらすのかを検討する必要がある。治療する側がこのような予測力を持つことは，患者が自らの内外に存在する再発脆弱性を理解し，自らのセルフマネジメント能力を発達させるように仕向けていくうえで，欠かせないものといえよう。

自己治療仮説がこれから果たす役割

私が思うに，自己治療仮説は，依存症治療において欠くことのできない臨床概念として，今後も重要な価値を持ちつづけるであろう。私たちはいまもって重篤な依存症を完治させることはできないが，その一方で，依存症を長期にわたってマネジメントしていくための治療戦略なら

ば持っている。

　いかなる分野を見わたしても，30年の長きにわたって生きつづける理論や臨床概念などほとんどないといってよい。また，何らかの疾患に関して，単にそれに対する治療戦略のひとつであるだけでなく，そうした疾患を理解するための普遍的な枠組みとなりつづける理論や臨床概念となると，さらに少ない。あなたが依存症治療の専門家であるにせよ，依存症を抱える人の家族であるにせよ，あるいは依存症を抱える人自身であるにせよ，本書を読めば，依存症を理解するための心理学的な基礎を身につけることができるはずであるし，さらには，依存症が持つ，複雑で謎めいた，自己破壊的な影響に対して洞察を深めることもできるであろう。

A・トーマス・マクリーン
トリートメント・リサーチ研究所
主任研究官

文　献

序　論

1. R. Glass, "Blue Mood, Blackened Lungs: Depression and Smoking," *Journal of the American Medical Association* 264 (1990): 1259–1264.
2. R. I. Solomon, "The Opponent-Process Theory of Acquired Motivation," *American Psychologist* 35 (1980): 691–712; G. F. Koob, A. Markou, F. Weiss, et al., "Opponent Process and Drug Dependence: Neurobiological Mechanisms," *Seminars in Neuroscience* 5 (1993): 351–358.
3. E. J. Khantzian, "The Self-Medication Hypothesis of Substance Use Disorders: A Reconsideration and Recent Applications," *Harvard Review of Psychiatry* 4 (1997): 231–244.

第 1 章

1. Mary Nada, "Mary Nada: From the Beginning, a Passionate Voice for Vineyard House," *Vineyard House News* 9 (2007): 6. This quote is by a member of the board of directors of Vineyard House, a sober house on the Island of Martha's Vineyard in Massachusetts, a program with which one of us (EJK) is proudly affiliated. The House has been an extraordinarily beneficial and restorative resource. Mary has dedicated a great deal of her life to helping individuals who have succumbed to addictive disorders. She knows firsthand the heartbreak of addiction, having witnessed it in a family member who now helps others in their rehabilitation. She also knows the miracle and hope of recovery and offers this sensitive and insightful explanation of what addictive vulnerability is about.
2. R. C. Kessler, P. Berglund, O. Demler, R. Jin, and E. E. Walters, "Lifetime Prevalence and Age-of-Onset Distributions of DSM-IV Disorders in the National Comorbidity Survey Replication," *Archives of General Psychiatry* 62 (2005): 593–602.
3. M. Szalavitz, "So What Made Me an Addict?" *Washington Post*, August 28, 2007.

第2章

1. B. A. van der Kolk, A. C. McFarlane, and L. Weisaeth, *Traumatic Stress* (New York: Guilford Press, 1996).
2. P. Ouimette and P. J. Brown, eds., *Trauma and Substance Abuse: Causes, and Consequences, and Treatment of Comorbid Disorders* (Washington, DC: American Psychological Association, 2003).
3. J. D. Swendsen, H. Tennen, M. L. Carney, et al., "Mood and Alcohol Consumption: An Experience Sampling Test of the Self-Medication Hypothesis," *Journal of Abnormal Psychology* 109, no. 2 (2000): 198–204.
4. Personal communication.

第3章

1. P. E. Sifneos, "Clinical Observations on Some Patients Suffering from a Variety of Psychosomatic Diseases," in *Proceedings of the Seventh European Conference on Psychosomatic Research*, ed. S. Karger (Basel, 1967).
2. H. Kohut and E. S. Wolfe, "The Disorders of the Self and Their Treatment," *International Journal of Psychoanalysis* 59 (1978): 413–425.
3. P. J. Flores, *Addiction as an Attachment Disorder* (Lanham, Md.: Jason Aronson, 2004).
4. E. J. Khantzian and J. E. Mack, "Self-Preservation and the Care of the Self—Ego Instincts Reconsidered," *Psychoanalytic Study of the Child* 38 (1983): 209–232.
5. M. P. Paulus, S. F. Tapert, and M. A. Schuckit, "Neural Activation Patterns of Methamphetamine-Dependent Subjects during Decision Making Predict Relapse," *Archives of General Psychiatry* 62 (2005): 761–768.

第4章

1. J. J. Suh, S. Ruffins, C. E. Robins, M. J. Albanese, and E. J. Khantzian, "Self-Medication Hypothesis: Connecting Affective Experience and Drug Choice," *Psychoanalytic Psychology* 2008, in press; E. J. Khantzian, "Understanding Addictive Vulnerability," *Neuro-Psychoanalysis* 5 (2003): 5–21.
2. A. Wilson, S. D. Passik, J. Faude, J. Abrams, and E. Gordon, "A Hierarchical Model of Opiate Addiction: Failures of Self-Regulation as a Central Aspect of

Substance Abuse." *Journal of Nervous and Mental Disease* 177 (1989): 390–399.

3. S. J. Blatt, W. Berman, S. Bloom-Feshbach, A. Sugarman, C. Wilber, and H. D. Kleber, "Psychological Assessment of Psychopathology in Opiate Addicts," *Journal of Nervous and Mental Disease* 172 (1984): 156–165.

4. J. Foote, M. Seligman, S. Magura, L. Handelsman, A. Rosenblum, M. Lovejoy, K. Arrington, and B. Stimmel, "An Enhanced Positive Reinforcement Model for the Severely Impaired Cocaine Abuser," *Journal of Substance Abuse Treatment* 11 (1994): 525–539.

5. D. M. Fergusson, M. T. Lynskey, and L. J. Horwood, "Comorbidity between Depressive Disorders and Nicotine Dependence in a Cohort of 16-year-olds," *Archives of General Psychiatry* 53 (1996): 1043–1047.

6. J. Shedler and J. Block. "Adolescent Drug Use and Psychological Health: A Longitudinal Inquiry," *American Psychologist* 45 (1990): 612–630.

7. M. A. Southam-Gerow and P. C. Kendall, "Emotion Regulation and Understanding: Implications for Child Psychopathology and Therapy," *Clinical Psychology Review* 22 (2002): 189–222; N. Eisenberg, C. Champion, and Y. Ma, "Emotion-Related Regulation: An Emerging Construct," *Merrill-Palmer Quarterly* 50 (2004): 236–59; J. J. Campos, C. B. Frankel, and L. Camras, "On the Nature of Emotion Regulation," *Child Development* 75 (2004): 377–394.

8. M. Gilliom, D. S. Shaw, J. E. Beck, M. A. Schonberg, and J. L. Lukon, "Anger Regulation in Disadvantaged Preschool Boys: Strategies, Antecedents, and the Development of Self-Control," *Developmental Psychology* 38 (2002): 222–235.

9. J. Garber, N. Braafladt, and B. Weiss, "Affect Regulation in Depressed and Nondepressed Children and Young Adolescents," *Development and Psychopathology* 7 (1995): 93–115; R. Kobak and R. Ferenz-Giles, "Emotion Regulation and Depressive Symptoms during Adolescence: A Functionalist Perspective," *Development and Psychopathology* 7 (1995): 183–192.

10. L. J. Lengua, "The Contribution of Emotionality and Self-Regulation to the Understanding of Children's Response to Multiple Risk," *Child Development* 73 (2002): 144–161; W. Kliewer, J. N. Cunningham, R. Diehl, K. A. Parrish, J. M. Walker, C. Atiyeh, B. Neace, L. Duncan, K. Taylor, and R. Mejia, "Violence Exposure and Adjustment in Inner-city Youth: Child and Caregiver Emotion Regulation Skill, Caregiver-Child Relationship Quality, and Neighborhood Cohesion as Protective Factor," *Journal of Clinical Child and Adolescent Psychology* 33 (2004): 477–487; C. A. Stifter, T. L. Spinrad, and J. M. Braungart-Rieker, "Toward a Developmental Model of Child Compliance: The Role of Emotion Regulation in Infancy," *Child Development* 70 (1999): 21–32.

11. N. Eisenberg, R. A. Fabes, I. K. Guthrie, and M. Reiser, "Dispositional Emotionality and Regulation: Their Role in Predicting Quality of Social Functioning," *Journal of Personality and Social Psychology* 78 (2000): 136–157.

12. B. D. Miller and B. L. Wood, "Influence of Specific Emotional States on Autonomic Reactivity and Pulmonary Function in Asthmatic Children," *Journal*

of the American Academy of Child and Adolescent Psychiatry 36 (1997): 669–677; B. Hagekull and G. Bohlin, "Predictors of Middle Childhood Psychosomatic Problems: An Emotion Regulation Approach," *Infant and Child Development* 13 (2004): 389–405.

13. J. J. Gross, and O. P. John, "Individual Differences in Two Emotion Regulation Processes: Implications for Affect, Relationships, and Well-being," *Journal of Personality and Social Psychology* 85 (2003): 348–362; J. J. Gross and R. W. Levenson, "Hiding Feelings: The Acute Effects of Inhibiting Negative and Positive Emotion," *Journal of Abnormal Psychology* 106 (1997): 95–103; G. A. Bonanno, A. Papa, K. Lalande, M. Westphal, and K. Coifman, "The Importance of Being Flexible: The Ability to Both Enhance and Suppress Emotional Expression Predicts Long-term Adjustment," *Psychological Science* 15 (2004): 482–487.

14. E. E. Forbes, A. Miller, J. F. Cohn, N. A. Fox, and M. Kovacs, "Affect-Modulated Startle in Adults with Childhood-onset Depression: Relations to Bipolar Course and Number of Lifetime Depressive Episodes," *Psychiatry Research* 134 (2005): 11–25.

15. J. Rottenberg, F. H. Wilhelm, J. J. Gross, and I. H. Gotlib, "Respiratory Sinus Arrhythmia as a Predictor of Outcome in Major Depressive Disorder," *Journal of Affective Disorders* 71 (2002): 265–272; A. S. Chambers and J. J. Allen, "Vagal Tone as an Indicator of Treatment Response in Major Depression," *Psychophysiology* 39 (2002): 861–864.

16. R. E. Dahl, "The Development of Affect Regulation: Bringing Together Basic and Clinical Perspectives," *Annals of the New York Academy of Sciences* 1008 (2003): 183–188.

17. D. B. Clark, L. Kirisci, and H. B. Moss, "Early Adolescent Gateway Drug Use in Sons of Fathers with Substance Use Disorders," *Addictive Behaviors* 23 (1998): 561–566.

18. C. R. Colder and L. Chassin, "Affectivity and Impulsivity: Temperament Risk for Adolescent Alcohol Involvement," *Psychology of Addictive Behaviors* 11 (1997): 83–97.

19. R. E. Tarter, M. Vanyukov, P. Giancola, M. Dawes, T. Blackson, A. Mezzich, and D. B. Clark, "Etiology of Early Age Onset Substance Use Disorder: A Maturational Perspective," *Development and Psychopathology* 11 (1999): 657–683; R. E. Tarter, T. Blackson, J. Brigham, H. Moss, and G. V. Caprara, "The Association between Childhood Irritability and Liability to Substance Use in Early Adolescence: A 2-year Follow-up Study of Boys at Risk for Substance Abuse," *Drug and Alcohol Dependence* 39 (1995): 253–261.

20. A. Eftekhari, A. P. Turner, and M. E. Larimer, "Anger Expression, Coping, and Substance Use in Adolescent Offenders," *Addictive Behaviors* 29 (2004): 1001–1008.

21. T. A. Wills, J. M. Sandy, O. Shinar, and A. Yaeger, "Contributions of Positive and Negative Affect to Adolescent Substance Use. Test of a Bidimensional Model in a Longitudinal Study," *Psychology of Addictive Behaviors* 13 (1999):

327–338.

22. A. P. Turner, M. E. Larimer, I. G. Sarason, and E. W. Trupin, "Identifying a Negative Mood Subtype in Incarcerated Adolescents: Relationship to Substance Use," *Addictive Behaviors* 30 (2005): 1442–1448.

23. F. A. Thorberg and M. Lyvers, "Negative Mood Regulation (NMR) Expectancies, Mood, and Affect Intensity among Clients in Substance Disorder Treatment Facilities," *Addictive Behaviors* 31 (2005): 811–820; M. L. Cooper, M. Russell, J. B. Skinner, M. R. Frone, and P. Mudar, "Stress and Alcohol Use: Moderating Effects of Gender, Coping, and Alcohol Expectancies," *Journal of Abnormal Psychology* 101 (1992): 139–152; M. L. Cooper, M. R. Frone, M. Russell, and P. Mudar, "Drinking to Regulate Positive and Negative Emotions: A Motivational Model of Alcohol Use," *Journal of Personality and Social Psychology* 69 (1995): 990–1005; J. S. Simons, K. B. Carey, and R. M. Gaher, "Lability and Impulsivity Synergistically Increase Risk for Alcohol-related Problems," *American Journal of Drug and Alcohol Abuse* 30 (204): 685–694.

24. D. Fishbein, C. Hyde, D. Eldreth, E. D. London, J. Matochik, M. Ernst, N. Isenberg, S. Steckley, B. Schech, and A. Kimes, "Cognitive Performance and Autonomic Reactivity in Abstinent Drug Abusers and Nonusers," *Experimental and Clinical Psychopharmacology* 13 (2005): 25–40.

25. Thorberg and Lyvers, "Negative Mood Regulation."

26. A. R. Childress, R. Ehrman, A. T. McLellan, J. MacRae, M. Natale, and C. P. O'Brien, "Can Induced Moods Trigger Drug-related Responses in Opiate Abuse Patients?" *Journal of Substance Abuse Treatment* 11 (1994): 17–23.

27. R. Sinha, D. Catapano, and S. O'Malley, "Stress-induced Craving and Stress Response in Cocaine Dependent Individuals," *Psychopharmacology* 142 (1999): 343–51; R. Sinha, T. Fuse, L. R. Aubin, and S. S. O'Malley, "Psychological Stress, Drug-related Cues and Cocaine Craving," *Psychopharmacology* 152 (2000): 140–148; J. R. McKay, M. J. Rutherford, A. I. Alterman, J. S. Cacciola, and M. R. Kaplan, "An Examination of the Cocaine Relapse Process," *Drug and Alcohol Dependence* 38 (1995): 35–43; J. R. McKay, M. J. Rutherford, J. S. Cacciola, R. Kabasakalian-McKay, and A. I. Alterman, "Gender Differences in the Relapse Experiences of Cocaine Patients," *Journal of Nervous and Mental Disease* 184 (1996): 616–622; R. C. McMahon, "Personality, Stress, and Social Support in Cocaine Relapse Prediction," *Journal of Substance Abuse Treatment* 21 (2001): 77–87; D. Hasin, X. Liu, E. Nunes, S. McCloud, S. Samet, and J. Endicott, "Effects of Major Depression on Remission and Relapse of Substance Dependence," *Archives of General Psychiatry* 59 (2002): 375–380.

28. J. A. Richman, K. W. Zlatoper, J. L. Zackula Ehmke, and K. M. Rospenda, "Retirement and Drinking Outcomes: Lingering Effects of Workplace Stress?" *Addictive Behaviors* 31 (2006): 767–776.

29. F. Aguilar de Arcos, A. Verdejo-Garcia, M. I. Peralta-Ramirez, M. Sanchez-Barrera, and M. Perez-Garcia. "Experience of Emotions in Substance

Abusers Exposed to Images Containing Neutral, Positive, and Negative Affective Stimuli," *Drug and Alcohol Dependence* 78 (2005): 159–167.

30. G. Gerra, B. Baldaro, A. Zaimovic, G. Moi, M. Bussandri, M. A. Raggi, and F. Brambilla, "Neuroendocrine Responses to Experimentally-induced Emotions among Abstinent Opioid-dependent Subjects," *Drug and Alcohol Dependence* 71 (2003): 25–35.

31. Khantzian, "Understanding Addictive Vulnerability"; E. J. Khantzian, "The Self-Medication Hypothesis of Substance Use Disorders: A Reconsideration and Recent Applications," *Harvard Review of Psychiatry* 4 (1997): 231–244; E. J. Khantzian, *Treating Addiction as a Human Process* (Northvale, N.J.: Jason Aronson Press, 1999).

32. A. T. McLellan, A. R. Childress, and G. E. Woody, "Drug Abuse and Psychiatric Disorders: Role of Drug Choice," in *Substance Abuse and Psychopathology*, ed. A. Alterman (New York: Plenum Press, 1985) 137–172.

33. E. J. Khantzian, K. S. Halliday, and W. E. McAuliffe, *Addiction and the Vulnerable Self: Modified Dynamic Group Therapy for Substance Abusers* (New York: Guilford, 1990); H. Wieder and E. H. Kaplan, "Drug Use in Adolescents: Psychodynamic Meaning and Pharmacogenic Effect," *Psychoanalytic Study of the Child* 24 (1969): 399–431.

34. J. V. Spotts and F. C. Shontz, "Drugs and Personality: Dependence of Findings on Method," *American Journal of Drug and Alcohol Abuse* 12 (1986): 355–382.

35. C. E. Dodgen and W. M. Shea, *Substance Use Disorders: Assessment and Treatment* (London: Academic Press, 2000).

36. E. J. Khantzian, "The Self-Medication Hypothesis of Addictive Disorders: Focus on Heroin and Cocaine Dependence," *American Journal of Psychiatry* 142 (1985): 1259–1264.

37. E. J. Khantzian, J. E. Mack, and A. F. Schatzberg, "Heroin Use as an Attempt to Cope: Clinical Observations." *American Journal of Psychiatry* 131 (1974): 160–164.

38. Khantzian, "Self-Medication Hypothesis of Addictive Disorders: Focus on Heroin and Cocaine Dependence"; E. J. Khantzian, "Psychological (Structural) Vulnerabilities and the Specific Appeal of Narcotics," *Annals of the New York Academy of Sciences* 398 (1982): 24–32.

39. D. Hien, L. Cohen, and A. Campbell, "Is Traumatic Stress a Vulnerability Factor for Women with Substance Use Disorders?" *Clinical Psychology Review* 25 (2005): 813–823; H. D. Chilcoat and N. Breslau, "Investigations of Causal Pathways between PTSD and Drug Use Disorders," *Addictive Behaviors* 23 (1998): 827–840. H. D. Chilcoat and N. Breslau, "Posttraumatic Stress Disorder and Drug Disorders: Testing Causal Pathways," *Archives of General Psychiatry* 55 (1998): 913–917.

40. K. Heffernan, M. Cloitre, K. Tardiff, P. M. Marzuk, L. Portera, and A. C. Leon, "Childhood Trauma as a Correlate of Lifetime Opiate Use in Psychiatric Patients," *Addictive Behaviors* 25 (2000): 797–803.

41. H. W. Clark, C. L. Masson, K. L. Delucchi, S. M. Hall, and K. L. Sees, "Violent Traumatic Events and Drug Abuse Severity," *Journal of Substance Abuse Treatment* 20 (2001): 121–127.

42. Childress et al., "Can Induced Moods Trigger Drug-related Responses in Opiate Abuse Patients?"

43. S. J. Blatt, C. McDonald, A. Sugarman, and C. Wilber, "Psychodynamic Theories of Opiate Addiction: New Directions for Research," *Clinical Psychology Review* 4 (1984): 159–189.

44. Suh et al., "Self-Medication Hypothesis: Connecting Affective Experience and Drug Choice."

45. Dodgen and Shea, *Substance Use Disorders*.

46. Khantzian, "The Self-Medication Hypothesis of Substance Use Disorders: A Reconsideration and Recent Applications"; Khantzian, Halliday, and McAuliffe, *Addiction and the Vulnerable Self*; Khantzian, "The Self-Medication Hypothesis of Addictive Disorders: Focus on Heroin and Cocaine Dependence."

47. Khantzian, Halliday, and McAuliffe, *Addiction and the Vulnerable Self*.

48. R. S. Falck, J. Wang, R. G. Carlson, M. Eddy, and H. A. Siegal, "The Prevalence and Correlates of Depressive Symptomatology among a Community Sample of Crack-cocaine Smokers," *Journal of Psychoactive Drugs* 34 (2002): 281–288; B. F. Grant, F. S. Stinson, D. A. Dawson, S. P. Chou, M. C. Dufour, W. Compton, R. P. Pickering, and K. Kaplan, "Prevalence and Co-occurrence of Substance Use Disorders and Independent Mood and Anxiety Disorders: Results from the National Epidemiologic Survey on Alcohol and Related Conditions," *Archives of General Psychiatry* 61 (2004): 807–816.

49. B. F. Grant, "Comorbidity between DSM-IV Drug Use Disorders and Major Depression: Results of a National Survey of Adults," *Journal of Substance Abuse* 7 (1995): 481–497.

50. C. A. Denier, A. K. Thevos, P. K. Latham, and C. L. Randall, "Psychosocial and Psychopathology Differences in Hospitalized Male and Female Cocaine Abusers: A Retrospective Chart Review," *Addictive Behaviors* 16 (1991): 489–496.

51. R. A. Brown, P. M. Monti, M. G. Myers, R. A. Martin, T. Rivinus, M. E. Dubreuil, and D. J. Rohsenow. "Depression among Cocaine Abusers in Treatment: Relation to Cocaine and Alcohol Use and Treatment Outcome," *American Journal of Psychiatry* 155 (1998): 220–225.

52. D. M. McCarthy, K. L. Tomlinson, K. G. Anderson, G. A. Marlatt, and S. A. Brown, "Relapse in Alcohol- and Drug-disordered Adolescents with Comorbid Psychopathology: Changes in Psychiatric Symptoms," *Psychology of Addictive Behaviors* 19 (2005): 28–34.

53. Khantzian, Halliday, and McAuliffe, *Addiction and the Vulnerable Self*.

54. R. J. Dougherty, and N. J. Lesswing, "Inpatient Cocaine Abusers: An Analysis of Psychological and Demographic Variables," *Journal of Substance Abuse Treatment* 6 (1989): 45–47.

55. J. M. Donovan, S. Soldz, H. F. Kelley, and W. E. Penk, "Four Addictions: The MMPI and Discriminant Function Analysis," *Journal of Addictive Diseases* 17 (1998): 41–55.

56. Suh et al., "Self-Medication Hypothesis: Connecting Affective Experience and Drug Choice."

57. Dodgen and Shea, *Substance Use Disorders*.

58. R. Goldberg, *Drugs across the Spectrum*, volume 4 (Belmont, Calif.: Wadsworth, 2003).

59. Khantzian, *Treating Addiction as a Human Process*.

60. E. J. Khantzian and J. E. Mack, "Alcoholics Anonymous and Contemporary Psychodynamic Theory," in *Recent Developments in Alcoholism*, ed. M. Galanter (New York: Plenum, 1989), 67–89.

61. C. E. Isenhart and D. J. Silversmith, "MMPI-2 Response Styles: Generalization to Alcoholism Assessment," *Psychology of Addictive Behaviors* 10 (1996): 15–123.

62. D. M. Eshbaugh, D. J. Tosi, C. N. Hoyt, and M. A. Murphy, "Some Personality Patterns and Dimensions of Male Alcoholics: A Multivariate Description," *A Clinician's Guide to the Personality Profiles of Alcohol and Drug Abusers: Typological Descriptions Using the MMPI*, ed. D. J. Tosi, D. M. Eshbaugh, and M. A. Murphy (Springfield, Ill.: Charles C. Thomas Publisher, 1993), 17–30; C. Wells, D. J. Tosi, D. M. Eshbaugh, and M. A. Murphy, "Comparison and Discrimination of Male and Female Alcoholic and Substance Abusers." *A Clinician's Guide to the Personality Profiles of Alcohol and Drug Abusers: Typological Descriptions Using the MMPI*, ed. D. J. Tosi, D. M. Eshbaugh, and M. A. Murphy (Springfield, Ill.: Charles C. Thomas Publisher, 1993), 63–73.

63. Suh et al., "Self-Medication Hypothesis: Connecting Affective Experience and Drug Choice."

64. Aguilar de Arcos, "Experience of Emotions in Substance Abusers."

65. Suh et al., "Self-Medication Hypothesis: Connecting Affective Experience and Drug Choice."

66. H. C. Breiter, N. L. Etcoff, P. J. Whalen, W. A. Kennedy, S. L. Rauch, R. L. Buckner, M. M. Strauss, S. E. Hyman, and B. R. Rosen, "Response and Habituation of the Human Amygdala during Visual Processing of Facial Expression," *Neuron* 17 (1996): 875–887; H. Garavan, J. C. Pendergrass, T. J. Ross, E. A. Stein, and R. C. Risinger, "Amygdala Response to Both Positively and Negatively Valenced Stimuli," *Neuroreport* 12 (2001): 2779–2783.

67. R. J. Davidson, D. Pizzagalli, J. B. Nitschke, and K. Putnam, "Depression: Perspectives from Affective Neuroscience," *Annual Review of Psychology* 53 (2002): 545–574; L. Pezawas, A. Meyer-Lindenberg, E. M. Drabant, B. A. Verchinski, K. E. Munoz, B. S. Kolachana, M. F. Egan, V. S. Mattay, A. R. Hariri, and D. R. Weinberger, "5-HTTLPR Polymorphism Impacts Human Cingulate-Amygdala Interactions: A Genetic Susceptibility Mechanism for Depression," *Nature Neuroscience* 8 (2005): 828–834; W. C. Drevets, "Prefrontal Cortical-

Amygdalar Metabolism in Major Depression," *Annals of the New York Academy of Sciences* 877 (1999): 614–637; K. N. Ochsner, S. A. Bunge, J. J. Gross, and J. D. Gabrieli, "Rethinking Feelings: An FMRI Study of the Cognitive Regulation of Emotion," *Journal of Cognitive Neuroscience* 14 (2002): 1215–1229; K. N. Ochsner, R. D. Ray, J. C. Cooper, E. R. Robertson, S. Chopra, J. D. Gabrieli, and J. J. Gross, "For Better or for Worse: Neural Systems Supporting the Cognitive Down- and Up-regulation of Negative Emotion," *Neuroimage* 23 (2004): 483–499.

68. Ochsner et al., "Rethinking Feelings"; Ochsner et al., "For Better or for Worse"; K. L. Phan, D. A. Fitzgerald, P. J. Nathan, G. J. Moore, T. W. Uhde, and M. E. Tancer, "Neural Substrates for Voluntary Suppression of Negative Affect: A Functional Magnetic Resonance Imaging Study," *Biological Psychiatry* 57 (2005): 210–219; S. M. Schaefer, D. C. Jackson, R. J. Davidson, G. K. Aguirre, D. Y. Kimberg, and S. L. Thompson-Schill, "Modulation of Amygdalar Activity by the Conscious Regulation of Negative Emotion," *Journal of Cognitive Neuroscience* 14 (2002): 913–921.

69. A. N. Schor, *Affect Regulation and the Origin of the Self: The Neurobiology of Emotional Development* (Hillsdale, N.J.: Lawrence Erlbaum Associates, 1994).

70. W. C. Drevets, "Neuroimaging Studies of Mood Disorders," *Biological Psychiatry* 48 (2000): 813–829.

71. A. R. Childress, P. D. Mozley, W. McElgin, J. Fitzgerald, M. Reivich, and C. P. O'Brien, "Limbic Activation during Cue-induced Cocaine Craving," *American Journal of Psychiatry* 156 (1999): 11–18.

72. R. Sinha, C. Lacadie, P. Skudlarski, R. K. Fulbright, B. J. Rounsaville, T. R. Kosten, and B. E. Wexler, "Neural Activity Associated with Stress-induced Cocaine Craving: A Functional Magnetic Resonance Imaging Study," *Psychopharmacology* 183 (2005): 171–180.

73. M. J. Albanese, E. J. Khantzian, S. L. Murphy, and A. I. Green, "Decreased Substance Use in Chronically Psychotic Patients Treated with Clozapine," *American Journal of Psychiatry* 151 (1994): 780–781; M. J. Albanese and J. J. Suh, "Risperidone in Cocaine-dependent Patients with Comorbid Psychiatric Disorders," *Journal of Psychiatric Practice* 12 (2006): 306–311; D. A. Smelson, M. F. Losonczy, C. W. Davis, M. Kaune, J. Williams, and D. Ziedonis, "Risperidone Decreases Craving and Relapses in Individuals with Schizophrenia and Cocaine Dependence," *Canadian Journal of Psychiatry* 47 (2002): 671–675.

74. H. M. Pettinati, W. Dundon, and C. Lipkin, "Gender Differences in Response to Sertraline Pharmacotherapy in Type A Alcohol Dependence," *American Journal on Addictions* 13 (2004): 236–247.

75. R. J. Craig, "Psychological Functioning of Cocaine Free-basers Derived from Objective Psychological Tests," *Journal of Clinical Psychology* 44 (1988): 599–606; R. L. Greene, A. E. Adyanthaya, R. M. Morse, and L. J. Davis, Jr., "Personality Variables in Cocaine- and Marijuana-dependent Patients," *Journal of Personality Assessment* 61 (1993): 224–230; J. A. Schinka, G. Curtiss, and

J. M. Mulloy, "Personality Variables and Self-Medication in Substance Abuse," *Journal of Personality Assessment* 63 (1994): 413–422; R. Castaneda, H. Lifshutz, M. Galanter, and H. Franco, "Empirical Assessment of the Self-Medication Hypothesis among Dually Diagnosed Inpatients," *Comprehensive Psychiatry* 35 (1994): 180–184; R. D. Weiss, M. L. Griffin, and S. M. Mirin, "Drug Abuse as Self-Medication for Depression: An Empirical Study," *American Journal of Drug and Alcohol Abuse* 18 (1992): 121–129; E. Aharonovich, H. T. Nguyen, and E. V. Nunes, "Anger and Depressive States among Treatment-seeking Drug Abusers: Testing the Psychopharmacological Specificity Hypothesis," *American Journal on Addictions* 10 (2001): 327–334.

76. M. F. Brunette, K. T. Mueser, H. Xie, and R. E. Drake, "Relationships between Symptoms of Schizophrenia and Substance Abuse," *Journal of Nervous and Mental Disease* 185 (1997): 13–20.

77. B. Henwood and D. K. Padgett, "Reevaluating the Self-Medication Hypothesis among the Dually Diagnosed," *American Journal on Addictions* 16 (2007): 160–165.

78. McCarthy et al., "Relapse in Alcohol- and Drug-disordered Adolescents."

第 5 章

1. *DSM-IV-TR, Diagnostic and Statistical Manual of Mental Disorders*, 4th edition, text revision (Washington, D.C.: American Psychiatric Association, 2000).

2. A. C. Heath, A. K. Buckholz, P. A. Madden, et al., "Genetic and Environmental Contributions to Alcohol Dependence Risk in a National Twin Sample: Consistency of Findings in Women and Men," *Psychological Medicine* 27 (1997): 1381–396.

3. D. W. Goodwin, "Alcoholism and Genetics: The Sins of the Fathers," *Archives of General Psychiatry* 42 (1985): 171–174.

4. T. C. Blackson, "Temperament: A Salient Correlate of Risk Factors for Alcohol and Drug Abuse," *Drug and Alcohol Dependence* 36 (1994): 205–214.

5. F. Ducci, M. Enoch, C. Hodgkinson, K. Xu, et al. "Interaction between a Functional MAOA Locus and Childhood Sexual Abuse Predicts Alcoholism and Antisocial Personality Disorder in Adult Women," *Molecular Psychiatry*, June 26, 2007, www.nature.com/mp/journal/v13/n3/full/4002034a.html.

6. D. W. Goodwin, *Alcohol and the Writer* (Kansas City: Andrews & McMeel, 1988).

7. S. W. Ahmed, P. J. Bush, F. R. Davidson, and R. J. Iannotti, "Predicting Children's Use and Intentions to Use Abusable Substances" (paper presented at annual meeting of the American Public Health Association, Anaheim, Calif., 1984).

8. R. Jessor and S. L. Jessor, *Problem Behavior and Psychosocial Development: A Longitudinal Study of Youth* (New York: Academic Press, 1977).

9. D. W. Winnicott, "Transitional Objects and Transitional Phenomena," *International Journal of Psycho-Analysis* 34 (1953): 89–97.

10. E. L. Gardiner, "Brain Reward Mechanisms," in *Substance Abuse: A Comprehensive Textbook* (Philadelphia: Lippincott Williams & Williams, 2005).

11. B. Alexander et al., "Opiate Addiction: The Case for an Adaptive Orientation," *Psychological Bulletin* 92 (1982): 367–381. It is noteworthy that Dr. Alexander in his article cited an early theoretical publication of E.J. Khantzian (1974) in which Khantzian proposed that the restrictive conditions of caging and handling were conditions for which the rats were ill equipped instinctively and self-administration of morphine produced relief.

12. D. Morgan et al., "Social Dominance in Monkeys; Dopamine D2 Receptors and Cocaine Self-administration," *Nature Neuroscience* 5 (2002): 169–174.

13. K. Abraham, "The Psychological Relation between Sexuality and Alcoholism," in *Selected Papers of Karl Abraham* (New York: Basic Books, 1964).

14. S. Rado, "The Psychoanalysis of Pharmacothymia," *Psychoanalysis Quarterly* 2 (1933): 1–23: E. Glover, "On the Etiology of Drug Addiction," in *On the Early Development of Mind* (New York: International Universities Press, 1956).

15. E. J. Khantzian, "The Ego, the Self and Opiate Addiction: Theoretical and Treatment Considerations," *International Review of Psycho-Analysis* 5 (1978): 189–198.

16. G. Sashin, personal communication.

17. L. Director, "Encounters with Omnipotence in the Psychoanalysis of Substance Users," *Psychoanalytic Dialogues* 15, no. 4 (2005): 567–586; N. Burton, "Finding the Lost Girls: Multiplicity and Dissociation in the Treatment of Addictions," *Psychoanalytic Dialogues* 15, no. 4 (2005): 587–612; L. M. Dodes, "Addiction, Helplessness, and Narcissistic Rage," *Psychoanalysis Quarterly* 59 (1990): 398–419; Karen B. Walant, *Creating the Capacity for Attachment: Treating Addictions and the Alienated Self* (Northvale, N.J.: Jason Aronson Inc., 1995).

18. M. Weegman and R. Cohen, *The Psychodynamics of Addiction* (London: Whurr Publishers, 2002).

19. E. J. Khantzian, "The Self-Medication Hypothesis of Substance Use Disorders: A Reconsideration and Recent Applications," *Harvard Review of Psychiatry* 4 (1997): 232.

第6章

1. E. J. Khantzian, "The Self-Medication Hypothesis of Addictive Disorders," *American Journal of Psychiatry* 142 (1985): 1259–1264.

2. E. J. Khantzian and C. J. Treece, "Psychodynamics of Drug Dependence: An Overview," *Psychodynamics of Drug Dependence*, research monograph no. 12. (Rockville, Md.: National Institute on Drug Abuse, 1977), 11–25.
3. L. Wurmser, "Psychoanalytic Considerations of the Etiology of Compulsive Drug Use," *Journal of the American Psychoanalytic Association* 22 (1974): 820–843.
4. H. Krystal and H. A. Raskin, *Drug Dependence: Aspects of Ego Functions* (Detroit, Mich.: Wayne State University Press, 1970).
5. H. Wieder and E. Kaplan, "Drug Use in Adolescents," *Psychoanalytic Study of the Child* 24 (1969): 399–431.
6. H. Milkman and W. A. Frosch, "On the Preferential Abuse of Heroin and Amphetamine," *Journal of Nervous and Mental Disease* 156 (1973): 242–248.
7. E. J. Khantzian, "Self Selection and Progression in Drug Dependence," *Psychiatry Digest* 10 (1975): 19–22.
8. J. V. Spotts and F. C. Shontz, "Drug Induced Ego States: A Trajectory Theory of Drug Experience," *Society of Pharmacology* 1 (1987): 19–51.
9. N. Zinberg, *Drug, Set and Setting: The Basis for Controlled Intoxicant Use* (New Haven, Conn.: Yale University Press, 1984).
10. Zinberg, *Drug, Set and Setting*.
11. O. Fenichel, *The Psychoanalytic Theory of Neurosis* (New York: W. W. Norton, 1945).
12. Khantzian, "Self-Medication Hypothesis of Addictive Disorders"; Wurmser, "Psychoanalytic Considerations of the Etiology of Compulsive Drug Use"; Wieder and Kaplan, "Drug Use in Adolescents."

第 7 章

1. R. Glass, "Blue Mood, Blackened Lungs: Depression and Smoking," *Journal of the American Medical Association* 264 (1990): 1583–1584.
2. G. E. Vaillant and E. S. Milofsky, "The Etiology of Alcoholism: A Prospective Viewpoint," *American Psychologist* 37 (1982): 494–503. M. A. Schuckit and T. L. Smith, "An 8-year Follow-up of 450 Sons of Alcoholic and Control Subjects," *Archives of General Psychiatry* 53 (1996): 202–210.
3. M. H. Keeler, C. I. Taylor, and W. C. Miller, "Are All Recently Detoxified Alcoholics Depressed?" *American Journal of Psychiatry* 136 (1979): 586–588.
4. *Diagnostic and Statistical Manual of Mental Disorders*, 4th ed. (Washington, D.C.: American Psychiatric Association, 1994).
5. B. J. Rounsaville, M. M. Weissman, K. Crits-Cristoph, C. Wilber, and H. Kleber, "Diagnosis and Symptoms of Depression in Opiate Addicts: Course and Relationship to Treatment Outcome," *Archives of General Psychiatry* 39 (1982): 151–156; G. E. Woody, L. Luborsky, A. T. McLellan, C. P. O'Brien, A. T. Beck,

J. Blaine, et al. "Psychotherapy for Opiate Addicts: Does It Help?" *Archives of General Psychiatry* 40 (1983): 639–645; E. J. Khantzian and C. Treece, "DSM-III Psychiatric Diagnosis of Narcotic Addicts: Recent Findings," *Archives of General Psychiatry* 42 (1985): 1067–1071.

6. D. A. Regier, M. E. Farmer, D. S. Rae, B. Z. Locke, S. J. Keith, L. L. Judd, et al., "Comorbidity of Mental Disorders with Alcohol and Other Drug Abuse: Results from the Epidemiologic Catchment Area (ECA) Study," *Journal of the American Medical Association* 264 (1990): 2511–2518; R. C. Kessler, R. M. Crum, L. A. Warner, C. B. Nelson, et al., "Lifetime Co-occurrence of DSM-III-R Alcohol Abuse and Dependence with Other Psychiatric Disorders in the National Comorbidity Survey," *Archives of General Psychiatry* 54 (1997): 313–321.

7. R. C. Kessler, K. A. McGonagle, S. Zhao, et al., "Lifetime and 12-month Prevalence of DSM-III-R Psychiatric Disorders in the United States: Results from the National Comorbidity Survey," *Archives of General Psychiatry* 51 (1994): 8–19.

8. M. J. Albanese, W. Blair, D. DiRocco, et al., "Depression as a Predictor of Compliance with Substance Abuse Treatment" (poster presented at the Fifth Annual Research Day, Consolidated Department of Psychiatry, Harvard Medical School, Boston, Mass., March 12, 1997).

9. PDM Task Force, *Psychodynamic Diagnostic Manual* (Silver Spring, Md.: Alliance of Psychoanalytic Organizations, 2006).

10. B. J. Rounsaville, S. F. Anton, K. Carroll, et al., "Psychiatric Diagnoses of Treatment-Seeking Cocaine Abusers," *Archives of General Psychiatry* 48, no. 1 (1991): 43–51.

11. Kessler, McGonagle, Zhao, et al., "Lifetime and 12-month Prevalence of DSM-III-R Psychiatric Disorders in the United States."

12. H. J. Shaffer and G. B. Eber, "Temporal Progression of Cocaine Dependence Symptoms in the U.S. National Comorbidity Survey," *Addiction* 97, no. 5 (2002): 543–554.

13. Office of Applied Studies, *Results from the 2005 National Survey on Drug Use and Health: National Findings*, DHHS publication no. SMA 06-4194, NSDUH Series H-30 (Rockville, Md.: Substance Abuse and Mental Health Services Administration, 2006).

14. K. Graham, A. Massak, A. Demers, and J. Rehm, "Does the Association between Alcohol Consumption and Depression Depend on How They Are Measured?" *Alcoholism: Clinical and Experimental Research* 31, no. 1 (2007): 78.

15. D. M. Fergusson and L. J. Woodward, "Mental Health, Educational, and Social Role Outcomes of Adolescents with Depression," *Archives of General Psychiatry* 59, no. 3 (2002): 225–231.

16. M. J. Albanese and R. Pies, "The Bipolar Patient with Comorbid Substance Use Disorder," *CNS Drugs* 18, no. 9 (2004): 585–596.

17. R. D. Weiss, M. Kolodziej, M. L. Griffin, L. M. Najavits, et al., "Substance Use and Perceived Symptom Improvement among Patients with Bipolar

Disorder and Substance Dependence," *Journal of Affective Disorders* 79 (2004): 279–283.

18. S. C. Sonne, K. T. Brady, and W. A. Morton, "Substance Abuse and Bipolar Affective Disorder," *Journal of Nervous and Mental Disease* 182 (1994): 349–352.

19. R. D. Weiss, S. M. Mirin, J. L. Michael, and A. C. Sollogub, "Psychopathology in Chronic Cocaine Abusers," *American Journal of Drug and Alcohol Abuse* 12 (1986): 17–29; R. D. Weiss, S. M. Mirin, M. L. Griffin, and J. L. Michael, "Psychopathology in Cocaine Abusers: Changing Trends," *Journal of Nervous and Mental Disease* 176 (1988): 719–725.

20. K. P. Conway, W. Compton, F. S. Stinson, and B. F. Grant, "Lifetime Comorbidity of DSM-IV Mood and Anxiety Disorders and Specific Drug Use Disorders: Results from the National Epidemiologic Survey on Alcohol and Related Conditions," *Journal of Clinical Psychiarty* 67 (2006): 247–257.

21. S. E. Thomas, C. L. Randall, and M. H. Carrigan, "Drinking to Cope in Socially Anxious Individuals: A Controlled Study," *Alcoholism: Clinical and Experimental Research* 27, no. 12 (December 2003): 1937–1943.

22. J. Bolton, B. Cox, I. Clara, and J. Sareen, "Use of Alcohol and Drugs to Self-Medicate Anxiety Disorders in a Nationally Representative Sample," *Journal of Nervous and Mental Disease* 194, no. 11 (November 2006): 818–825.

23. K. P. Conway, W. Compton, F. S. Stinson, and B.F. Grant, "Lifetime Comorbidity of DSM-IV Mood and Anxiety Disorders and Specific Drug Use Disorders," *Journal of Clinical Psychiatry* 67 (2006): 247–257.

24. E. J. Khantzian, *Treating Addiction as a Human Process* (Northvale, N.J.: Jason Aronson, 1999), 262.

25. M. J. Albanese, E. J. Khantzian, S. I. Murphy, and A. I. Green, "Decreased Substance Use in Chronically Psychotic Patients Treated with Clozapine," *American Journal of Psychiatry* 151 (1994): 780–781.

26. J. van Os, M. Bak, M. Hanssen, et al., "Marijuana Use and Psychosis: A Longitudinal Population-based Study," *American Journal of Epidemiology* 156 (2002): 319–327.

27. M. F. Brunette, K. T. Mueser, H. Xie, and R. E. Drake, "Relationships between Symptoms of Schizophrenia and Substance Abuse," *Journal of Nervous and Mental Disease* 186, no. 1 (1997): 13–20.

28. L. Dixon, G. Haas, P. J. Weiden, et al., "Drug Abuse in Schizophrenic Patients: Clinical Correlates and Reasons for Use," *American Journal of Psychiatry* 148, no. 2 (1991): 224–230.

29. T. Wilens, S. V. Faraone, and J. Biederman, "Attention-Deficit/Hyperactivity Disorder in Adults," *Journal of the American Medical Association* 292 (2004): 619–623.

30. Personal communication. His book *Driven to Distraction* (with John J. Ratey, Pantheon, New York, 1994) was important in drawing attention to ADHD in adults and its multiple manifestations and complications, including substance use disorders.

31. T. Wilens et al., "Does Stimulant Therapy of ADHD Beget Later Substance Abuse: A Metanalytic Review of the Literature," *Pediatrics* 11 (2003): 179–185.
32. E. J. Khantzian, "An Extreme Case of Cocaine Dependence and Marked Improvement with Methylphenidate Treatment," *American Journal of Psychiatry* 140 (1983): 784–785; E. J. Khantzian, F. Gawin, H. D. Kleber, et al., "Methylphenidate (Ritalin) Treatment of Cocaine Dependence: A Preliminary Report," *Journal of Substance Abuse Treatment* 1 (1984): 107–112.
33. Khantzian, "An Extreme Case of Cocaine Dependence," 784–785; Khantzian, Gawin, Kleber, et al., "Methylphenite (Ritalin) treatment," 107–112.
34. T. E. Wilens, M. C. Monuteaux, L. E. Snyder, et al., "The Clinical Dilemma of Using Medications in Substance-Abusing Adolescents and Adults with Attention-Deficit/Hyperactivity Disorder: What Does the Literature Tell Us?" *Journal of Child and Adolescent Psychopharmacology* 15, no. 5 (2005): 787–798; J. Mariana and F. Levin, "Workshop: Stimulant Pharmacotherapy in Patients with Substance Use Disorders" (American Academy of Addiction Psychiatry Annual Scientific Conference, St. Petersburg, Fla., December 2006).

第8章

1. P. Ouimette and P. J. Brown, eds., *Trauma and Substance Abuse: Causes, and Consequences, and Treatment of Comorbid Disorders* (Washington, D.C.: American Psychological Association, 2002).
2. D. C. Ompad, R. M. Ikeda, N. Shah, C. M. Fuller, et al., "Childhood Sexual Abuse and Age at Initiation of Injection Drug Use," *American Journal of Public Health* 95 (2005): 703–709; H. W. Clark, C. L. Masson, K. L. Delucchi, et al., "Violent Traumatic Events and Drug Abuse Severity," *Journal of Substance Abuse Treatment* 20 (2001): 121–127; D. A. Hien, E. Nunes, F. R. Levin, and D. Fraser, "Posttraumatic Stress Disorder and Short-term Outcome in Early Methadone Treatment," *Journal of Substance Abuse Treatment* 19 (2000): 31–37.
3. R. E. Adams and J. A. Boscarino, et al., "Social and Psychological Resources and Health Outcomes after the World Trade Center Disaster," *Social Science and Medicine* 62, no. 1 (2006): 176–188.
4. J. L. Herman, *Trauma and Recovery: The Aftermath of Violence—from Domestic Abuse to Political Terror* (New York: Basic Books, 1997).
5. M. D. DeBellis, "Developmental Traumatology: A Contributory Mechanism for Alcohol and Substance Use Disorders," *Psychoneuroendocrinology* 27 (2002): 155–170.
6. H. Krystal, personal communication.
7. This case is a modified version of one previously reported in E. J. Khantzian, *Treating Addiction as a Human Process* (Northvale, N.J.: Jason Aronson, 1999).

8. N. Nehls and J. Sallmann, "Women Living with a History of Physical and/or Sexual Abuse, Substance Use, and Mental Health Problems," *Qualitative Health Research* 15, no. 3 (2005): 365–381.

第9章

1. K. Meninger, *Man against Himself* (New York: Free Press, 1935).
2. F. Schiffer, "Psychotherapy of Nine Successfully Treated Cocaine Abusers: Techniques and Dynamics," *Journal of Substance Abuse Treatment* 5 (1988): 131–137.
3. E. J. Khantzian, "Addiction: Self-destruction or Self-repair?" *Journal of Substance Abuse Treatment* 6 (1989): 75.
4. S. Rado, "The Psychoanalysis of Pharmacothymia," *Psychoanalytic Quarterly* 2 (1933): 1–23.
5. G. Sashin, personal communication.
6. H. Krystal, *Integration and Self-healing: Affect, Trauma, Alexithymia* (Hillsdale, N.J.: Analytic Press, 1988).
7. J. McDougall, "The 'Dis-affected' Patient; Reflections on Affect Pathology," *Psychoanalytic Quarterly* 1984: 386–409.
8. L. Wurmser, "Psychoanalytic Considerations of the Etiology of Compulsive Drug Use," *Journal of the American Psychoanalytic Association* 22 (1974): 820–843.
9. J. E. Gedo, *Conflict in Psychoanalysis: Essays in History and Method* (New York: Guilford Press, 1986).
10. S. Freud, "Beyond the Pleasure Principle," in *Standard Edition*, vol. 18 (London: Hogarth Press, 1955), 7–61.
11. W. R. Fairbairn, "Endopsychic Structures Considered in Terms of Object Relations," in *Psychoanalytic Studies of Personality* (London: Tavistock, 1952).
12. A. H. Modell, *Psychoanalysis in a New Context* (New York: International Universities Press, 1984), 34.
13. E. J. Khantzian and A. Wilson, "Substance Abuse, Repetition and the Nature of Addictive Suffering," in *Hierarchical Conceptions in Psychoanalysis*, ed. A. Wilson and J. E. Gedo, 263–283 (New York: Guilford Press, 1993).

第10章

1. S. Aldington et al., "The Effects of Marijuana on Pulmonary Structure, Function and Symptoms," *Thorax*, July 31, 2007, www.thorax.bmj.com/cgi/content/full/62/12/1058; J. M. Rey, "Does Marijuana Contribute to Psychotic Illness?" *Current Psychiatry* 6, no. 2 (2007): 36–47; L. Messinis, A. Kyprianidou, S.

Malefaki, and P. Papathanasopoulos, "Neuropsychological Deficits in Long-term Frequent Marijuana Users," *Neurology* 66 (2006): 737–739; P. Berghuis et al., "Hardwiring the Brain: Endocannabinoids Shape Neuronal Connectivity," *Science* 316, no. 5828 (2007): 1212–1216, www.sciencemag.org/cgi/content/abstract/316/5828/1212.

2. With the permission of Dr. Hughes, information presented at Gambling and Addiction Conference: Finding Common Ground on Prevention, Treatment, and Policy, Las Vegas, Nevada, December 7, 2005. The interested reader is referred to an excellent article by Dr. Hughes in which he elaborates on why nicotine is so addictive, especially in teens. His perspective is entirely consistent with the self-medication motives we emphasize in this book. J. R. Hughes, "Why Does Smoking so Often Produce Dependence? A Somewhat Different View," *Tobacco Control* 10 (2001): 62–64.

3. J. M. Schmitz and K. A. DeLaune, "Nicotine," in *Substance Abuse: A Comprehensive Textbook*, ed. J. H. Lowinson (Philadelphia: Lippincott Williams & Wilkins, 2005).

4. D. M. Ziedonis, T. R. Kosten, W. M. Glazer, and R. J. Frances, "Nicotine Dependence and Schizophrenia," *Hospital and Community Psychiatry* 54 (1994): 204–206.

5. D. M. Fergusson and L. J. Woodward, "Mental Health, Educational, and Social Role Outcomes of Adolescents with Depression," *Archives of General Psychiatry* 59, no. 3 (2002): 225–231.

6. R. F. Anda, D. F. Williamson, L. G. Escobedo, E. E. Mast, G. A. Giovino, and P. L. Remington, "Depression and the Dynamics of Smoking: A National Perspective," *Journal of the American Medical Association* 264 (1990): 1541–1545.

7. A. H. Glassman, J. E. Helzer, L. S. Covey, L. B. Cottler, F. Steiner, J. S. Tipp, et al., "Smoking, Smoking Cessation, and Major Depression," *Journal of the American Medical Association* 264 (1990): 1546–1549.

8. R. Glass, "Blue Mood, Blackened Lungs: Depression and Smoking," *Journal of the American Medical Association* 264 (1990): 1583–1584.

9. J. S. Brook, N. Yuming, and D. W. Brook, "Personality Risk Factors Associated with Trajectories of Tobacco Use," *American Journal of Addictions* 15 (2006): 426–433.

10. N. Breslau, M. M. Kilbey, and P. Andreski, "Vulnerability to Psychopathology in Nicotine Dependent Smokers: An Epidemiologic Study of Young Adults," *American Journal of Psychiatry* 150 (1993): 941–946.

11. L. Grinspoon and J. B. Bakalar, "Marihuana," in *Substance Abuse: A Comprehensive Textbook*, 3rd edition, ed. J. H. Lowinson, P. Ruiz, R. B. Millman, J. G. Langrod, 199–206 (Baltimore, Md.: Williams & Wilkins, 1997).

12. J. P. Chhatwal and K. J. Ressler, "Modulation of Fear and Anxiety by the Endogenous Cannabinoid System," *CNS Spectrums* 12, no. 3 (2007): 211–220.

13. A. G. Hohmann, R. L. Suplita, N. M. Bolton, M. Nathan, et al., "An Endocannabinoid Mechanism for Stress-induced Analgesia," *Nature* 435, no. 7045

(2005): 1108–1112.

14. M. T. Lynskey, A. L. Glowinski, A. A. Todorov, K. K. Bucholz, et al., "Major Depressive Disorder, Suicidal Ideation, and Suicide Attempt in Twins Discordant for Marijuana Dependence and Early-onset Marijuana Use," *Archives of General Psychiatry* 61 (2004): 1026–1032.

第11章

1. Personal communication.
2. C. F. Gerwe, *The Orchestration of Joy and Suffering: Understanding Chronic Addiction* (New York; Algora Publishing, 2001).
3. J. H. Lowinson, P. Ruiz, R. B. Millman, and J. G. Langrod, *Substance Abuse: A Comprehensive Textbook* (New York: Lippincott Williams & Wilkins, 2005).
4. A. Goldberg, ed., *Errant Selves: A Casebook of Misbehavior* (Hillsdale, N.J.: Analytic Press, 2004).
5. A. Goldberg, ed., *Errant Selves: A Casebook of Misbehavior* (Hillsdale, N.J.: Analytic Press, 2004); S. Dowling, ed., *The Psychology and Treatment of Addictive Behavior* (New York: International University Press, 1995).
6. L. Dodes, *The Heart of Addiction* (New York: HarperCollins, 2002).
7. H. J. Shaffer, D. A. LaPlante, R. A. LaBrie, R. C. Kidman, and A. N. Donato, "Toward a Syndrome Model of Addiction: Multiple Expressions, Common Etiology," *Harvard Review of Psychiatry* 12 (2004): 367–374.
8. S. Rado, "The Psychoanalysis of Pharmacothymia," *Psychoanalysis Quarterly* 2 (1933): 1–23.

第12章

1. J. Panksepp, B. Knutson, and J. Burgdorf, "The Role of Brain Emotional Systems in Addictions: A Neuroevolutionary Perspective and New Self-Report Animal Model," *Addiction* 97 (2002): 459–469.
2. Y. L. Hurd, "Perspectives on Current Directions in the Neurobiology of Addiction Disorders Relevant to Genetic Risk Factors," *CNS Spectrum* 11, no. 11 (2006): 855–862.
3. R. Glass, "Blue Mood, Blackened Lungs: Depression and Smoking," *Journal of the American Psychological Association* 264, no. 12 (1990): 1583–1584.
4. G. F. Koob and M. LeMoal, "Drug Addiction, Dysregulation of Reward, and Allostasis," *Neuropsychopharmacology* 24 (2001): 97–129.
5. N. D. Volkow, J. S. Fowler, G. J. Wang, and J. M. Swanson, "Dopamine in Drug Abuse and Addiction: Results from Imaging Studies and Treatment Impli-

cations," *Molecular Psychiatry* no 9 (2004): 557–569.

6. G. Koob and M. J. Kreek, "Stress, Dysregulation of Drug Reward Pathways, and the Transition to Drug Dependence," *American Journal of Psychiatry* 164, no. 8 (2007): 1149–1159.

7. S. E. Hyman, "Addiction: A Disease of Learning and Memory," *American Journal of Psychiatry* 162 (2005): 1414–1422.

8. P. W. Kalivas, "Neurobiology of Cocaine Addiction: Implications for New Pharmacotherapy," *American Journal on Addictions* 16 (2007): 71–78.

9. S. C. Pandey, H. Zhang, A. Roy, and K. Misra, "Central and Medial Amygdaloid Brain-derived Neurotropic Factor Signaling Plays a Critical Role in Alcohol-drinking and Anxiety-like Behaviors," *Journal of Neuroscience* 26, no. 32 (2006): 8320–8331.

10. M. D. Lieberman, N. I. Eisenberger, M. J. Crockett, S. M. Tom, et al., "Putting Feelings into Words: Affect Labeling Disrupts Amygdala Activity in Response to Affective Stimuli," *Psychological Science* 18, no. 5 (2007): 421–427.

11. B. W. Dunlop and C. B. Nemeroff, "The Role of Dopamine in the Pathophysiology of Depression," *Archives of General Psychiatry* 64, no. 3 (2007): 327–337.

12. M. D. DeBellis, "Developmental Traumatology: A Contributory Mechanism for Alcohol and Substance Use Disorders," *Psychoneuroendocrinology* 27 (2002): 155–170.

13. T. R. Insel, "Is Social Attachment an Addictive Disorder?" *Physiology and Behavior* 79 (2003): 351–357.

14. A. Verdejo-Garcia, A. Bechara, E. C. Recknor, and M. Perez-Garcia, "Executive Dysfunction in Substance Dependent Individuals during Use and Abstinence: An Examination of the Behavioral, Cognitive and Emotional Correlates of Addiction," *Journal of the International Neuropsychological Society* 12 (2006): 405–415; A. Verdejo-Garcia, and M. Perez-Garcia "Ecological Assessment of Executive Functions in Substance Dependent Individuals," *Drug and Alcohol Dependence* 90, no. 1 (2007): 48–55.

15. B. J. Sadock, V. A. Sadock, "Psychological Factors Affecting Medical Conditions and Psychosomatic Medicine," in *Kaplan and Sadock's Synopsis of Psychiatry: Behavioral Science/Clinical Psychiatry*, 9th edition, ed. B. J. Sadock and V. A. Sadock (Philadelphia: Lippincott Williams & Wilkins, 2003).

第13章

1. Project MATCH Research Group, "Matching Alcoholism Treatments to Client Heterogeneity: Project MATCH Posttreatment Drinking Outcomes," *Journal of Studies on Alcohol* 58 (1997): 7–29.

2. E. P. Nace, "The Importance of Alcoholics Anonymous in Changing De-

structive Behavior," *Primary Psychiatry* 10, no. 9 (2003): 65–68.

3. J. E. Mack, "Alcoholism, AA and the Governance of the Self," in *Dynamic Approaches to the Understanding and Treatment of Alcoholism*, ed. M. H. Bean and N. E. Zinberg, 128–162 (New York: Free Press, 1981); E. J. Khantzian and J. E. Mack, "AA and Contemporary Psychodynamic Theory," *Recent Developments in Alcoholism*, vol. 7, ed. M. Galanter, 67–89 (New York: Plenum, 1989); E. J. Khantzian and J. E. Mack, "How AA Works and Why It Is Important for Clinicians to Understand," *Journal of Substance Abuse Treatment* 11 (1994): 77–92.

4. G. E. Woody, A. T. McLellan, L. Luborsky, and C. P. O'Brien, "Psychotherapy for Substance Abuse," *Psychiatric Clinics of North America*, ed. S. M. Mirin, 9 (1986): 547–562.

5. E. J. Khantzian, K. S. Halliday, and W. E. McAuliffe, *Addiction and the Vulnerable Self: Modified Group Therapy for Substance Abusers* (New York: Guilford Press, 1990); E. J. Khantzian, *Treating Addiction as a Human Process* (Northvale, N.J.: Jason Aronson, 1999).

6. K. M. Carroll and L. S. Onken, "Behavioral Therapies for Drug Abuse," *American Journal of Psychiatry* 162 (2005): 1452–1460.

7. J. O. Prochaska and C. C. DiClemente, "Stages of Change in the Modification of Problem Behaviors," *Progress of Behavior Modification* 28 (1992): 183–218.

8. W. R. Miller and S. Rollnick, eds., *Motivational Interviewing: Preparing People for Change*, 2nd ed. (New York: Guilford Press, 2002).

9. E. J. Khantzian, S. J. Golden, and W. E. McAuliffe, "Group Therapy," in *Textbook of Substance Abuse Treatment*, 3rd ed., ed. M. Galanter and H. D. Kleber, 391–403 (Washington, D.C.: American Psychiatric Press, 2004). Khantzian, Halliday, and McAuliffe, *Addiction and the Vulnerable Self.*

10. E. J. Khantzian, "Reflections on Group Treatments as Corrective Experiences for Addictive Vulnerability," *International Journal of Group Psychotherapy* 51 (2001): 11–20.

11. A. T. McLellan, I. O. Arndt, D. S. Metzger, G. E. Woody, and C. P. O'Brien, "The Effects of Psychosocial Services in Substance Abuse Treatment," *Journal of the American Medical Association* 269 (1993): 1953–1959.

12. R. D. Weiss, M. L. Griffin, S. F. Greenfield, et al., "Group Therapy for Patients with Bipolar Disorder and Substance Dependence: Results of a Pilot Study," *Journal of Clinical Psychiatry* 61 (2000): 361–367.

13. J. F. Kauffman, "Methadone Treatment and Recovery for Opioid Dependence," *Primary Psychiatry* 10, no. 9 (2003): 61–64.

14. M. J. Albanese and H. J. Shaffer, "Treatment Considerations in Patients with Addictions," *Primary Psychiatry* 10, no. 9 (2003): 55–60.

15. B. A. Johnson, N. Ait-Daoud, C. L. Bowden, C. C. DiClemente, et al., "Oral Topiramate for Treatment of Alcohol Dependence: A Randomized Controlled Trial," *Lancet* 361 (2003): 1677–1685.

16. M. J. Albanese and H. J. Shaffer, "Treatment Considerations in Patients with Addictions," *Primary Psychiatry* 10, no. 9 (2003): 55–60.

第14章

1. E. J. Khantzian, "A Clinical Perspective of the Cause-Consequence Controversy in Alcoholic and Addictive Suffering," *Journal of the American Academy of Psychoanalysis* 15, no. 4 (1987): 521–537.
2. R. J. Frances, "The Wrath of Grapes versus the Self-Medication Hypothesis," *Harvard Review of Psychiatry* 4, no. 5 (1997): 287–289; R. Glass, "Blue Mood, Blackened Lungs: Depression and Smoking," *Journal of the American Medical Association* 264, no. 12 (1990): 1583–1584.

参考文献

Albanese, Mark J., and Howard J. Shaffer. "Treatment Considerations in Patients With Addictions." *Primary Psychiatry* no. 10 (Sept. 2003): 55–60.

Carroll, Kathleen M., and Lisa S. Onken. "Behavioral Therapies for Drug Abuse." *American Journal of Psychiatry* 162 no. 8 (August 2005): 1452–60.

Dodes, Lance. *The Heart of Addiction*. New York: HarperCollins, 2002.

Dowling, Scott, ed. *The Psychology and Treatment of Addictive Behavior*. New York: International University Press, 1995.

Erickson, Carlton K. *The Science of Addiction: From Neurobiology to Treatment*. New York: W.W. Norton, 2007.

Flores, Philip J. *Addiction as an Attachment Disorder*. Lanham, MD: Jason Aronson, 2004.

Frances, Richard J., Sheldon I. Miller, and Avram H. Mack, eds. *Clinical Textbook of Addictive Disorders*, 3rd ed. New York: Guilford Press, 2005.

Galanter, Marc, and Herbert Kleber, eds. *Textbook of Substance Use Treatment*, 4th ed. Washington, DC: American Psychiatric Press Inc., 2008.

Goldberg, Arnold, ed. *Errant Selves: A Casebook of Misbehavior*. Hillsdale, NJ: The Analytic Press, 2000.

Herman, Judith L. *Trauma and Recovery: The Aftermath of Violence—From Domestic Abuse to Political Terror*. New York: Basic Books, 1997.

Hyman, Steven E. "Addiction: A Disease of Learning and Memory." *American Journal of Psychiatry* 162, no. 8 (August 2005):1414–22.

Kauffman, Janice F. "Methadone Treatment and Recovery for Opioid Dependence." *Primary Psychiatry* 10 no. 9 (Sept. 2003):61–64.

Khantzian, Edward J. *Treating Addiction as a Human Process*. Northvale, NJ: Jason Aronson, 1999.

Khantzian, Edward J., Kurt S. Halliday, and William E. McAuliffe. *Addiction and the Vulnerable Self: Modified Dynamic Group Therapy for Substance Abusers*. New York and London: Guilford Press, 1990.

Koob, George, and Mary J. Kreek. "Stress, Dysregulation of Drug Reward Pathways, and the Transition to Drug Dependence." *American Journal of Psychiatry* 164 no. 8 (August 2007):1149–59.

Lowinson, Joyce H., Pedro P. Ruiz, Robert B. Millman, and John G. Langrod, eds. (2005). *Substance Abuse: A Comprehensive Textbook*. Philadelphia: Lippincott Williams & Williams, 4th ed., 2005.

McLellan, A.Thomas, Isabelle O. Arndt, David S. Metzger, George E.Woody, and Charles P. O'Brien. "The Effects of Psychosocial Services in Substance Abuse Treatment." *Journal of the American Medical Association* 269 no. 4 (April 1993):1953–59.

Miller, William R., and Stephen Rollnick, eds. *Motivational Interviewing: Preparing People for Change.* 2nd ed. New York: Guilford Press, 2002.

Nace, Edward P., and Joyce A. Tinsley. *Patients with Substance Abuse Problems: Effective Identification, Diagnosis, and Treatment.* New York: W.W. Norton, 2007.

Ouimette, Paige, and Pamela J. Brown, eds. *Trauma and Substance Abuse: Causes, and Consequences, and Treatment of Comorbid Disorders.* Washington, DC: American Psychological Association, 2003.

Petry, N. M. *Pathological Gambling: Etiology, Comorbidity, and Treatment.* Washington, DC: American Psychological Association, 2005.

Prochaska, James O., and Carlo C. DiClemente. "Stages of Change in the Modification of Problem Behaviors." *Progress in Behavior Modification.* 28(1992): 183–218

Shaffer, Howard J., Debi A. LaPlante, Richard A. LaBrie, Rachel C. Kidman, Anthony N. Donato, and Michael V. Stanton. "Toward a Syndrome Model of Addiction: Multiple Expressions, Common Etiology." *Harvard Review of Psychiatry* 12 no. 6 (Nov./Dec.2004):367–74.

Vaillant, George E., and E. S. Milofsky. "The Etiology of Alcoholism: A Prospective Viewpoint." *American Psychologist* 37 (1982):494–503.

Walant, Karen B. *Creating the Capacity for Attachment: Treating Addictions and the Alienated Self.* Northvale, NJ: Jason Aronson Inc., 1995.

Weegman, Martin, and Robert Cohen., eds. *The Psychodynamics of Addiction.* London: Whurr Publishers, 2002.

Weiss, Roger D., Margaret L. Griffin, Shelly F. Greenfield, et al. "Group Therapy for Patients with Bipolar Disorder and Substance Dependence: Results of a Pilot Study." *Journal of Clinical Psychiatry* 61 (2000):361–67.

Wilens, Timothy, Stephen V. Faraone, and Joseph Biederman. "Attention-Deficit/Hyperactivity Disorder in Adults." *Journal of the American Medical Association* 292 no. 8 (August 2004):619–23.

Zinberg, Norman. *Drug, Set, and Setting: The Basis for Controlled Intoxicant Use.* New Haven, CT: Yale University Press, 1984.

索引

[人名]

ヴァン・デア・コルク　16
ゲド　119
ゲルヴェ　131
ジェリネック，エドワード　14
フェアバーン　119
フロイト　119
モデル　119
ラドー，サンドール　111

[英語]

12ステップ・アプローチ　14
12ステッププログラム　159, 160, 161
acamprosate　166
Al-Anon　164　→アラノン
Alcoholic Anonymous（AA）　14, 158　→アルコホリクス・アノニマス
alexithymia　24　→アレキシサイミア
attention deficit/hyperactivity disorder（ADHD）　65, 40, 71, 79　→注意欠如・多動性障害
choice of drugs　63
Cocaine Anonymous（CA）　158　→コカイン・アノニマス
cognitive behavioral therapy（CBT）　162　→認知行動療法
Diagnostic and Statistical Manual of Mental Disorders（DSM）　77
Diagnostic and Statistical Manual of Mental Disorders（DSM-IV-TR）　47
dialectical behavioral therapy（DBT）　162　→弁証法的行動療法
dis-affected　117
downer　68
drug of commitment　64
GABA　146　→ガンマ・アミノ酪酸
hypo-symbolization　117
integrated group therapy（IGT）　165　→統合的グループ療法
MATCH研究　158
modified dynamic group therapy（MDGT）　163, 172　→修正精神力動的グループ療法
motivational enhancement therapy（MET）　162　→動機づけ強化療法
Narcotics Anonymous（NA）　158　→ナルコティクス・アノニマス
opponent process theory　3
post-traumatic stress disorder（PTSD）　18, 51, 93, 94, 95, 99　→外傷後ストレス障害
　——の症状項目　98

——の診断基準　98
preferential use of drugs　63
Psychodynamic Diagnostic Manual
　　　（PDM）　78
Renaissance Drug　125
sedative-hypnotics　68
self-medication hypothesis　7
　　　→自己治療仮説
self-selection　63
Smart Recovery　158
supportive-expressive therapy
　　　（SET）　162
topiramate　171

［日本語］

あ行

愛着の障害　29
アカンプロセート　166
アラノン　164
アルコール　68, 74
　　　——症の疾患概念　14
アルコホリクス・アノニマス
　　　14, 158
アレキシサイミア　24
アンフェタミン　72
維持期　163
依存症行動に見られる
　　　動機の二重性　120
依存症行動によって引き起こされる
　　　弊害　110
依存症者家族のためのサポート
　　　グループ　164
依存症水準のギャンブラー　140
依存症治療補助薬　150
依存症治療薬の開発　145
依存症における反復性の自己破壊的
　　　特徴　106
依存症に関する神経生物学的知見

　　　52, 145
依存症に対する罹患脆弱性　32,
　　　49, 50, 145
依存症の神経生物学　151
依存症の生理学的機序　107
依存症の罹患危険因子　33
依存症や嗜癖行動への罹患
　　　準備性　142
依存症罹患脆弱性　17
依存性物質　17, 146
依存性薬物の使用動機　113
依存的かつ衝動的な行動を
　　　とりやすい傾向　117
遺伝的要因　49
意欲の低下　72
陰性症状　83, 84
うつ病　39
　　　——と物質使用障害との
　　　関係　80
　　　——に関連した症状　72
「エネルギー水準の高い」乱用者
　　　39, 40
「エネルギー水準の低い」乱用者
　　　39
オーケストレーション法　131
オピエート（麻薬もしくは麻薬性鎮
　　　痛薬）　38, 66, 74, 101
　　　——依存症　38, 150, 165
　　　——系鎮痛薬　8
オピオイド受容体　146, 148

か行

外因性の精神作用物質　147
外因性の薬物　147
外傷後ストレス障害　18, 51, 65,
　　　93, 153　→PTSD
階層化された精神内界のスキーマ
　　　54

外的ストレス　36
海馬　149
買い物依存症　132
快楽　17, 54
　——希求的衝動　54
　——追求者　118
下垂体　149
加熱吸煙（「フリーベース」）　88
眼窩前頭皮質　42
関係性　44
感情　109
　——応答低下症　115
　——欠落　115
　——生活　54
　——体験や感情表出のあり方　115
　——調節　35
　——調節障害　32, 34, 42
　——調節と愛着の障害　55
　——調節と依存症との関係　42
　——調節能力　23
　——調節能力の乏しさ　36
　——調節不全　15, 23, 41, 42, 152
　——的苦痛　16, 20, 38, 64
　——的苦痛からの解放　120
　——的苦痛に耐えるのに必要な能力　64
　——的苦痛の体験　115
　——的抑制　41
　——の発達論的プロセス　116
　——反応　16
　——反応が欠如した人　117
　——反応欠如　115
　——表出の欠如　117
　——抑制傾向　41
ガンマ・アミノ酪酸　146
逆説的な影響　73

虐待　10
　——やネグレクトといったトラウマ体験　116
ギャンブリング障害　139
ギャンブル依存症　139
強迫的衝動　139
空虚感　72
苦痛に対する自己治療　111
苦痛の永続化　122
　苦痛を永続化させる　113
　苦痛を永続化させる性質　114
苦痛の緩和　122
苦痛の軽減　54
経鼻吸引　88
倦怠感　72
現代における精神力動的理論　54
攻撃的な本能と衝動　106
合成オピオイド　147, 150
行動期　163
行動全般に関する調節不全　34
行動と感情における永続的な反応　117
行動の依存症　132
コカイン　72
　——・アノニマス　158
　——使用障害　39
個体における依存症罹患脆弱性と依存対象となる行動や物質とがマッチング　143
子ども時代の心的外傷（トラウマ）体験　10
コミットメント薬物　64
コントロールできない苦悩　121
コントロールできる苦悩　121
コンピューター依存症　132

さ行
シェファーの依存症・嗜癖行動の症

候群モデル　142
自我能力　65
自己愛的損傷　139
自己愛をめぐる問題　27
自己感覚　54
自己選択　63
自己調節機能の障害　34
自己調節機能不全　44
自己調節能力　35
自己調節不全　134
自己治療　25
　——仮説　iv, 3, 7, 9, 24, 33, 39, 43, 46, 59, 75, 111, 157
　——仮説にもとづく理解　157
　——仮説にもとづくアプローチ　175
　——仮説の妥当性　33
　——仮説を支持するエビデンス　44
　——と薬物選択　65
自己破壊性　114
自己破壊的性格　118
支持的表現療法　162
視床下部外側野　42
自傷行為　31
ジスルフィラム　165
自尊心　32, 34, 64, 109
　——の低さ　72
失感情症　24, 115　→アレキシサイミア
死の本能　118
嗜癖行動　17, 54, 132, 139
　——と物質依存症との共通点　132
嗜癖性パーソナリティ　31
社会的愛着行動　153
社会的愛着曝露　153
修正精神力動的アプローチ　56
修正精神力動的グループ療法

候群モデル　163
熟考期　163
受容体　108, 145
準備期　163
症候群モデル　142
情動不安　115
静脈注射　88
初期のフロイト理論　24
神経化学伝達物質　108, 145, 146
　——－受容体システムの性状　148
　——－受容体反応　147
身体依存　9, 107
心的構造　54
心理的苦痛　19, 27
心理的苦悩　109
ストレス応答系の調節不全　153
スマート・リカバリー　158
生育過程におけるトラウマティックな環境への曝露　116
成人後のトラウマティックな出来事への遭遇　116
精神作用物質がもたらす一時的な安堵感　105
精神力動的診断マニュアル　78
精神力動モデル　56
セックス依存症　133, 138
摂食障害　132
セルフケア　21, 34
　——機能　44
　——能力　31
　——の機能不全　150, 153
　——の問題　32
セルフヘルプグループ　14
遷延性の離脱　106
前熟考期　163
前頭前皮質　42, 125, 126, 149, 153
前頭前野外側部および内側部　42

前頭前野の脳血流量　42
前頭皮質　153
前頭 – 辺縁系領域　42
全般性不安障害　83
双極性障害　51, 65, 80, 82
側坐核　42, 125, 126, 148, 149
『底つき』　161
　──体験　161
その物質が持つ薬理作用や心理的効果　65
その物質を用いる人のパーソナリティ特性　65

た行

大うつ病性障害　80, 127
　──に罹患する喫煙者　128
対抗過程理論　3
対人関係障害　34
対人関係の持ち方　34
耐性獲得　107
ダウナー　68
注意欠如・多動性障害　40, 65, 79, 86
中枢刺激薬　8, 40, 66, 71, 74, 81, 87, 100
　──の使用に関する予測因子　43
　──の離脱時　107
中枢抑制薬　8, 40, 81, 82, 99
中脳皮質辺縁系　126
　──のドパミン作動性システム　125
重複診断患者　79
鎮静・催眠薬　66, 68
低象徴化　117
動機づけ強化療法　162
統合失調症　51, 65, 83
　──患者の喫煙率　127

統合的グループ療法　165
ドパミン作動性の報酬系　153
ドパミン伝達機能の低下　152
ドパミンの放出　148
トピラメート　171
トラウマ体験　38, 93
ドラッグ・コート（薬物裁判所）　179, 181
トランキライザー（安定剤）　68

な行

内因性オピオイド　146
　──系　150
内因性カンナビノイド　146
　──受容体　129, 146
内因性脳内物質　146
ナルコティクス・アノニマス　158
ナルトレキソン　150, 165, 167
ニコチン　123
　──依存症　124, 127
人間関係　109
　──における発達論的欠損　54
　──のありよう　32
　──の葛藤　64
認知行動療法　10, 162
ネグレクト（養育放棄）　10
脳内における受容体占拠率　148
脳内報酬系　147, 152
　──における受容体数減少　149
　──の応答　149
　──の機能変化　149
脳由来の神経栄養因子　152

は行

ハイヤーパワー　11
パニック障害　83
バルビツレート系睡眠薬　69

バレニクリン　167
反復強迫　118
反復性　114
非定型抗精神病薬による薬物療法　43
否定的感情　153
　　——の経験　36
非特異的　171
　　——な要因　171
病的ギャンブリング　139
疲労感　72
不安障害　79, 82
不安定な自己愛からなる心理的脆弱性　55
不快気分　67
不機嫌躁病　81
副腎　149
腹側被蓋野　148, 149
　　——の神経細胞　148
不十分な感情調節能力　36
物質依存　47
　　——症　6, 47
　　——もしくは乱用　34
物質使用障害　iii, 34, 93
フット・イン・ザ・ドア　168
ブプレノルフィン　62, 166, 167
ヘロイン依存症患者　61
辺縁系　42
弁証法的行動療法　10, 162
ベンゾジアゼピン系薬剤　69
扁桃体　42, 149
防衛機制のパターン　55
報酬　10, 17, 54
　　——経路　53
　　——効果　153
ほどほどによい母親　51
本能的欲動　54

ま行

マリファナ　123
　　——依存症　128
　　——使用　128
　　——使用と精神障害の発症に対する遺伝的な影響に関する研究　130
　　——の健康被害　129
　　——乱用　128
ミュー・オピオイド　150
　　——受容体　165, 167
無意識的過程　54
無意識的な破壊的衝動　54
無意識の自己破壊的な動機や本能　31
メサドン　60, 150, 151, 166
　　——置換漸減療法プログラム　61
　　——治療　151
　　——による薬物療法　165
メタンフェタミン　72
問題ギャンブリング　139

や～わ行

薬物摂取行動の過剰学習　149
薬物選択　63
薬理学的特異性　34
優先的使用薬物　63
陽性症状　83, 84
抑圧　54
抑うつ症状　127
乱用物質の種類　33
乱用物質の特異性　37
離脱　9, 107
　　——症状　23
　　——の回避　149

著者略歴

エドワード・J・カンツィアン博士（Edward J. Khantzian, M.D.）
　ボストン大学で心理学を専攻した後，アルバニー医科大学に進学，1963 年に同大学を卒業し，医師資格を取得した。その後，マサチューセッツ精神保健センターで精神科医としてのトレーニングを積むとともに，本書でも触れられているように，ボストン精神分析協会・附属研究所が主催する精神分析医研修課程も終了している。
　1970 年代，精神科医としてのキャリアの初期よりヘロイン依存症を中心とした依存症治療に携わるようになり，80 年代には多数のコカイン依存症患者の治療に従事した。そうした臨床活動の傍ら，旺盛に研究論文を発表してきた。なかでも，本書の主題である『Self-medication hypothesis 自己治療仮説』は，最初に提唱された 1974 年以降，何度も修正を加えられながら，現在においても依存症臨床に欠かせない重要な臨床概念の一つであり続けている。
　彼はまた，米国アディクション精神医学会の立ち上げに尽力し，同学会理事長を務めるなど，文字どおり米国アディクション精神医学会の重鎮の一人である。また，ケンブリッジ保健同盟（マサチューセッツ州ケンブリッジ，ソマーヴィル，ボストン北部にある複数の病院群からなる連合組織）の精神医学部門創設にも尽力した。御年 77 歳（2013 年 4 月現在）の現在も，ハーバード大学医学部精神科臨床教授，マサチューセッツ州医師会附属内科部会委員長として活躍している。
　主著としては，本書の他に，『Addiction and the Vulnerable Self: Modified Dynamic Group Therapy for Substance Abusers』（共著，Guilford, 1990），『Human Feelings: Explorations in Affect Development and Meaning』（編著，Routledge, 1993），『Treating Addiction As a Human Process』（単著，Jason Aronson Inc, 1999）などがある。

マーク・J・アルバニーズ博士（Mark J. Albanese, M.D.）
　ハーバード大学卒業後にコーネル大学医学部に進学し，1987 年に卒業して医師資格を取得。その後，ブリガム・ウィメンズ病院にて一般医師としての初期研修を受け，さらにマサチューセッツ精神保健センターで精神科医としてのトレーニングを受けた。米国精神科・神経科医会認定の精神科専門医・依存症専門医である。
　現在は，カンツィアンが設立に尽力した，上述のケンブリッジ保健同盟において，現在，依存症治療サービス部門長を務める傍ら，ハーバード大学医学部精神科臨床准教授として教育活動にも携わっている。現在 51 歳（2013 年 4 月現在）。

訳者略歴

松本俊彦（まつもと　としひこ）

　独立行政法人 国立精神・神経医療研究センター精神保健研究所 自殺予防総合対策センター副センター長，薬物依存研究部 診断治療開発研究室長。

　佐賀医科大学医学部卒業後，神奈川県立精神医療センター，横浜市立大学医学部附属病院精神科，国立精神・神経センター精神保健研究所司法精神医学研究部などを経て，平成19年より同研究所自殺予防総合対策センター自殺実態分析室長，平成20年より薬物依存研究部室長を併任，平成22年より現職。

　日本精神科救急学会理事，日本青年期精神療法学会理事，日本アルコール・薬物医学会評議員，日本依存神経精神科学会評議員，日本司法精神医学会評議員。

　著書に「薬物依存の理解と援助―『故意に自分の健康を害する』症候群」（金剛出版，2005），「自傷行為の理解と援助～『故意に自分の健康を害する』若者たち」（日本評論社，2009），「アディクションとしての自傷―『故意に自分の健康を害する』行動の精神病理」（星和書店，2011），ほか多数。

人はなぜ依存症になるのか
―― 自己治療としてのアディクション ――

2013年5月23日　初版第1刷発行
2020年4月24日　初版第4刷発行

著　者　エドワード・J・カンツィアン，マーク・J・アルバニーズ
訳　者　松　本　俊　彦
発行者　石　澤　雄　司
発行所　㈱星　和　書　店
　　　　〒168-0074　東京都杉並区上高井戸1-2-5
　　　　電話　03（3329）0031（営業部）／03（3329）0033（編集部）
　　　　FAX　03（5374）7186（営業部）／03（5374）7185（編集部）
　　　　http://www.seiwa-pb.co.jp
印刷・製本　中央精版印刷株式会社

Printed in Japan　　　　　　　　　　　　　ISBN978-4-7911-0843-5

・本書に掲載する著作物の複製権・翻訳権・上映権・譲渡権・公衆送信権（送信可能化権を含む）は㈱星和書店が保有します。
・[JCOPY]〈（社）出版者著作権管理機構 委託出版物〉
　本書の無断複製は著作権法上での例外を除き禁じられています。複製される場合は，そのつど事前に（社）出版者著作権管理機構（電話 03-5244-5088，FAX 03-5244-5089, e-mail：info@jcopy.or.jp）の許諾を得てください。

本当の依存症の話をしよう
ラットパークと薬物戦争

スチュアート・マクミラン 漫画
松本俊彦、小原圭司 監訳・解説文　井口萌娜 訳
A5判　120p　定価：本体 1,500円＋税

オーストラリアの新進気鋭の社会派漫画家が依存症問題の本質に迫った二つのノンフィクション漫画を収載。日本における依存症治療の専門家による解説で，さらに依存症問題に深く切り込む。

アディクションとしての自傷
「故意に自分の健康を害する」行動の精神病理

松本俊彦 著
四六判　340p　定価：本体 2,600円＋税

自傷に関する豊富な臨床経験と研究知見にもとづき、「アディクションとしての自傷」という新しい仮説を提唱し、自傷に対して積極的に介入することの重要性を主張。多くの援助者、本人・家族に自傷と向き合う勇気を与えてくれる。

アディクション・ケースブック
「物質関連障害および嗜癖性障害群」症例集

ペトロス・ルヴォーニス、アビゲイル・J・ヘロン 編
松本俊彦 訳
A5判　304p　定価：本体 2,700円＋税

DSM-5の依存症・嗜癖関連障害の症例 12 例が提示され、診断と評価、治療の状況が描かれている。様々な物質の使用障害や嗜癖行動の概念や治療について具体的に書かれた嗜癖精神医学の入門書。

発行：星和書店　http://www.seiwa-pb.co.jp